読む・解く・学ぶ

細胞診
Quiz 50

ベーシック篇

編集
清水 道生
埼玉医科大学国際医療センター病理診断科 教授

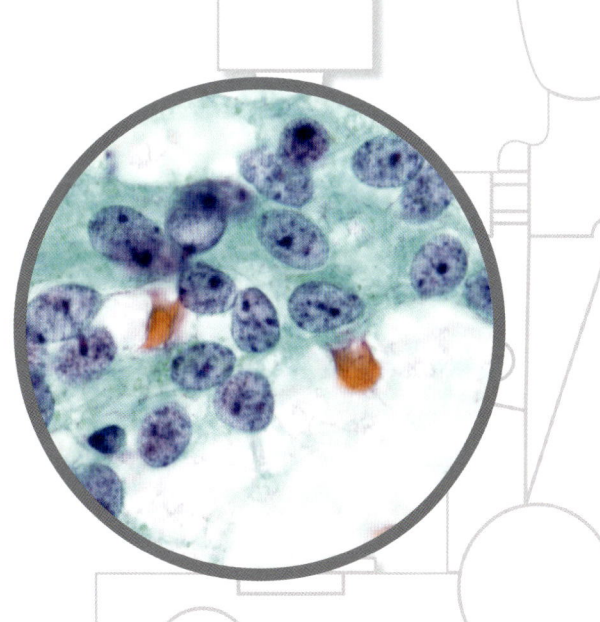

診断と治療社

はじめに

　細胞診の先駆者であるパパニコロウの功績により，現在の細胞診が発展していったが，その始まりは1928年である．その後，1970年代に入り，穿刺吸引細胞診が普及し，さらに免疫組織化学の発達とともに，がんの早期発見・早期治療が求められるようになった．そして今日では，細胞診は診断学において重要な位置を占めるようになった．また，細胞検査士，細胞診専門医の数も年々増加の一途を辿り，最近では細胞診に関する書籍も多数発刊されている．そんな中，診断と治療社より本書の出版を依頼された．そのコンセプトは，これまでのアトラス本とは違い，よりコンパクトで使いやすいクイズ形式の本というものであった．そこで，より多くの方に読んでもらい，学習してもらうために，本書をベーシック篇とアドバンス篇の2冊に分けることにした．

　本書はベーシック篇であるが，各領域から50問を厳選し，資格認定試験において最低限習得すべき内容とした．形式としては，Questionページに患者情報（年齢，臨床情報，検体）と写真（2枚），そして考えられる疾患の選択肢を掲載し，Answerページ（Questionページの裏面）に解答と写真の解説，Key wordを記載した．これにより，読者は自主学習することができ，試験対策本としても十分に活用することができるものと思われる．症例は，日常業務でよく遭遇するものから頻度は低いが知っておくべきものまで幅広く扱っている．また，最初に総論として細胞診における基本事項を記載したので，初学者はここから読み進めるのがよいと思われる．

　執筆者はいずれも第一線で活躍されている細胞検査士，病理医であり，表裏の2ページで完結するわかりやすい内容にまとめられている．時間のない読者であっても手軽に質の高い細胞診を体験することが可能である．最後に本書の編集に直接携わってくれた診断と治療社の川口晃太朗さんに深謝するとともに，本書を最大限に利用して細胞検査士資格認定試験や細胞診専門医試験に役立てていただけることを願ってやまない．

2014年3月
清水 道生

目　次

はじめに　　　　　　　　　　　　　清水道生　　　iii

編集・執筆者　　　　　　　　　　　　　　　　　vi

総論　細胞像の読み解き方（ベーシック篇）清水道生　　2

婦人科　　（Q1〜Q9）　　　　　　　　　　　13
乳　腺　　（Q10〜Q14）　　　　　　　　　　31
呼吸器　　（Q15〜Q21）　　　　　　　　　　41
甲状腺　　（Q22〜Q25）　　　　　　　　　　55
唾液腺　　（Q26〜Q27）　　　　　　　　　　63
泌尿器　　（Q28〜Q30）　　　　　　　　　　67
体腔液　　（Q31〜Q34）　　　　　　　　　　73
脳脊髄液（Q35〜Q36）　　　　　　　　　　　81
肝胆膵　　（Q37〜Q40）　　　　　　　　　　85
脳腫瘍　　（Q41〜Q42）　　　　　　　　　　93
リンパ節（Q43〜Q44）　　　　　　　　　　　97
骨軟部　　（Q45〜Q48）　　　　　　　　　101
その他　　（Q49〜Q50）　　　　　　　　　109

索　引　　　　　　　　　　　　　　　　　　113

出題者（出題順）

Q1, Q2, Q9	鎌田孝一
Q3, Q4, Q10, Q11, Q12	森谷卓也
Q5, Q45, Q46, Q47, Q48	福永眞治
Q6, Q31, Q32, Q33, Q34	青木裕志・松本俊治
Q7, Q8, Q37, Q38, Q39	鬼島　宏・吉岡治彦・加藤　拓
Q13, Q14, Q15, Q30, Q41, Q42	清水道生
Q16, Q17, Q18, Q19, Q20, Q21	湊　宏
Q22, Q23, Q24, Q25, Q26, Q27	浦野　誠
Q28, Q29, Q35, Q36, Q43, Q44	加島健司
Q40, Q49, Q50	三橋智子

編　集

清水道生　　　埼玉医科大学国際医療センター 病理診断科 教授

執筆者(五十音順)

青木裕志　　　順天堂大学医学部附属練馬病院 病理診断科 細胞検査士

浦野　誠　　　藤田保健衛生大学医学部 病理診断科Ⅰ 准教授

加島健司　　　大分大学医学部附属病院 病理部 准教授

加藤　拓　　　杏林大学医学部付属病院 病院病理部 細胞検査士

鎌田孝一　　　埼玉医科大学国際医療センター 病理診断科 細胞検査士

鬼島　宏　　　弘前大学大学院医学研究科 病理生命科学講座 教授

清水道生　　　埼玉医科大学国際医療センター 病理診断科 教授

福永眞治　　　東京慈恵会医科大学附属第三病院 病院病理部 教授・診療部長

松本俊治　　　順天堂大学医学部附属練馬病院 病理診断科 教授

三橋智子　　　北海道大学病院 病理部 准教授・副部長

湊　宏　　　　金沢医科大学 臨床病理学教室 教授・病理診断科長

森谷卓也　　　川崎医科大学 病理学2 教授

吉岡治彦　　　弘前大学大学院保健学研究科 助教・細胞検査士

読む・解く・学ぶ
細胞診 Quiz 50 ベーシック篇

細胞像の読み解き方（ベーシック篇）

▶はじめに

- 細胞診の歴史を振り返ると，その始まりは今から90年近く前にさかのぼる．細胞診の創始者はギリシア生まれの**パパニコロウ**（George N. Papanicolaou）と考えられているが，彼は21歳で渡米し，その後 vaginal smear 検査法を開発した．この検査法はその後 **Pap smear** あるいは **Pap test** とよばれるようになり，現在でも子宮癌の診断に用いられている．Papの由来はもちろん Papanicolaou である．
- 同時期に発表された**パパニコロウ染色**はいまも細胞診で最も広く用いられている染色法である．また，**パパニコロウ分類** Papanicolaou classification も細胞診の診断基準としてこれまで広く使用されてきた．

▶1. 扁平上皮細胞

- 子宮頸部細胞診で基本となるのが**扁平上皮細胞** squamous cells である．細胞診では，基底膜側より**基底細胞**，**傍基底細胞**，**中層細胞**，**表層細胞**に分類される．基底細胞は扁平上皮の最下層に位置するため，通常の剝離細胞診標本では認められず，表層細胞や中層細胞が主体となる．
- 扁平上皮細胞の細胞質は左右対称性で，核は中心に位置する．分化するに従い，核は小さくなり，クロマチンは濃縮し，細胞質は薄く，広くなり，多稜形を呈する．また，角化すると細胞質はオレンジG好性となり，光輝性を増す．

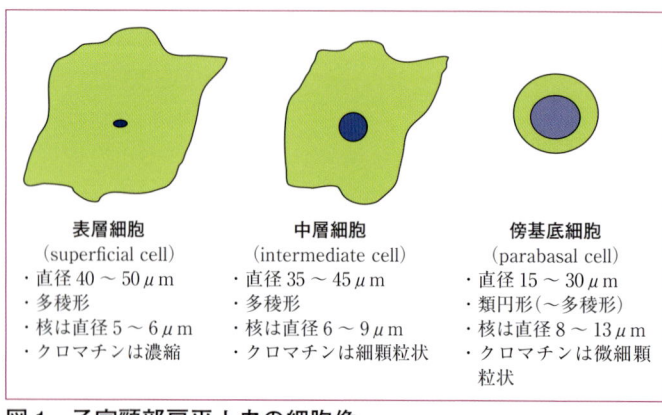

図1　子宮頸部扁平上皮の細胞像

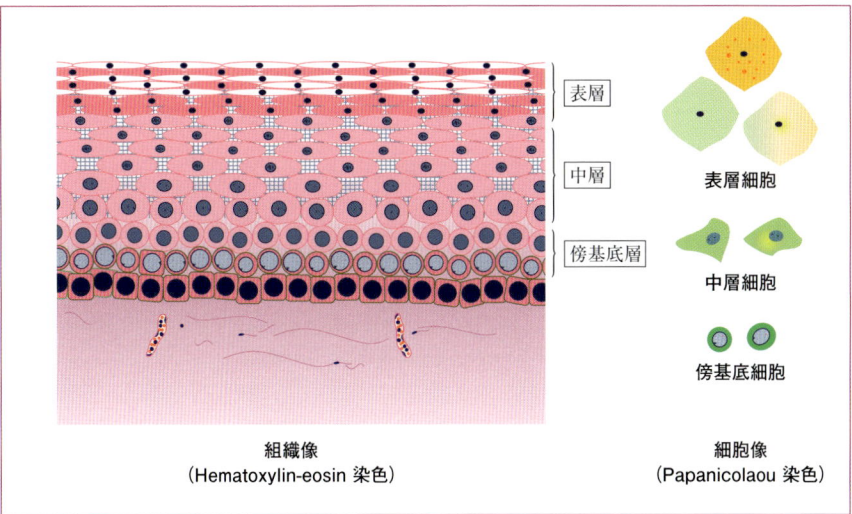

図2 正常重層扁平上皮と細胞像

図1に子宮頸部の扁平上皮細胞の細胞像を模式的に示したが，表層に行くに従い，核は小さくなり，クロマチンは濃縮し，逆に細胞質は広くなることがわかる．また，正常の扁平上皮の組織像とその塗抹細胞像の対比をイメージしたものを図2に示したので参考にされたい．

▶2. 扁平上皮内病変

従来，子宮頸部では異形成 dysplasia という診断名を使用していたが，ベセスダシステム The Bethesda System の導入により，**扁平上皮内病変 squamous intraepithelial lesion(SIL)** は軽度 low-grade と高度 high-grade の２段階に分類されることになった．

軽度扁平上皮内病変 low-grade squamous intraepithelial lesion(LSIL) はヒトパピローマウイルス human papillomavirus(HPV) 感染による細胞変化と軽度異形成(CIN1)に該当し，**高度扁平上皮内病変 high-grade squamous intraepithelial lesion(HSIL)** は中等度異形成(CIN2)，高度異形成(CIN3)，上皮内癌を含む診断名である．図3に上記の関係を図示したので参考にされたい．

最近では，LSIL，HSIL などベセスダシステムに準拠した診断名を使用する施設が増加しつつあるが，細胞像を読み解くにはその基礎となった異形成 dysplasia の細胞像を知っておくことが重要と思われる．そこで，まず異形成について少し説明を加えたい．

異形成は軽度異形成 mild dysplasia，中等度異形成 moderate dysplasia，

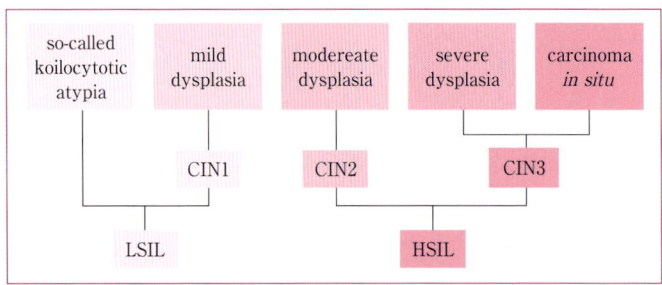

図3　子宮頸部扁平上皮内病変（SIL）
・子宮頸癌取扱い規約では koilocytosis は軽度異形成に入る
・CIN：cervical intraepithelial neoplasia（子宮頸部上皮内腫瘍）

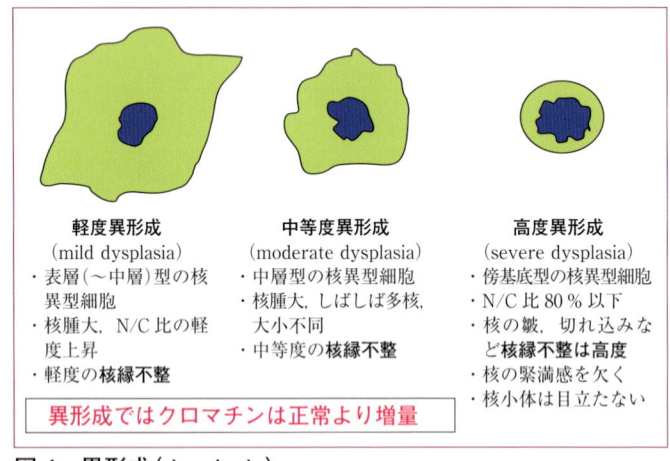

図4　異形成（dysplasia）

高度異形成 severe dysplasia の3段階に分類される．このいずれにも共通する所見としては，①腫瘍性背景を欠き，背景がきれいである，②細胞は単独ないしはシート状に出現する，③核は腫大し，核縁は不整で，核・細胞質（N/C）比が上昇する，④核小体は明瞭なものはみられない，⑤HPV 感染を示すものでは核はやや腫大し，クロマチンに富み，核周囲明庭 perinuclear halo や2核の細胞がみられる．

軽度異形成では主として表層，ときに中層型の核異型細胞が出現し，**中等度異形成**では主として中層型の核異型細胞がみられる．一方，**高度異形成**では傍基底型の核異型細胞が主体となる．それぞれの特徴を模式的に示したものが図4である．また，正常の扁平上皮から上皮内癌に至るまでの病変のイメージを模式化したものが図5である．

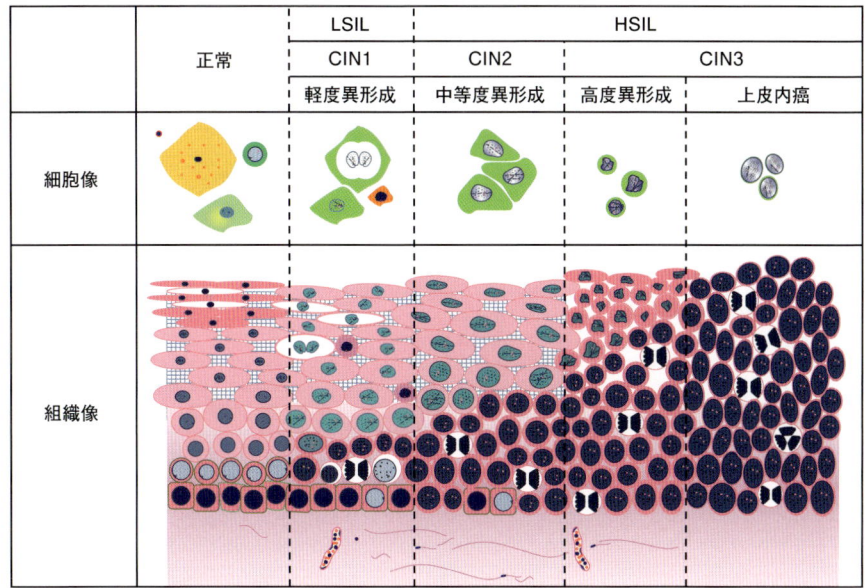

図5 子宮頸部扁平上皮内病変：その組織像と細胞像

▶ 3. 上皮内癌，微小浸潤癌，扁平上皮癌

- ベセスダシステムでは高度異形成と上皮内癌はHSILとなるが，ここでは古典的な上皮内癌，微小浸潤癌，扁平上皮癌について少し説明を加える．
- **上皮内癌** carcinoma in situ（**CIS**）の細胞は，N/C比がきわめて高い傍基底型細胞で，核は類円形で張りがあり，いわゆる緊満感のある核がみられる．クロマチンは細顆粒状であるが，ときに粗顆粒状を呈することもある．核小体はみられないことが多く，腫瘍性背景はみられない．
- **微小浸潤癌** microinvasive carcinoma では，上皮内癌相当の細胞も出現するが，それに加えてクロマチンが粗大顆粒状で不均等分布を示し，部分的にやや明るく抜ける nuclear clearing とよばれる所見を呈する細胞が認められる．また，上皮内癌に比べると核の大小不同や核縁の不整が目立つ．さらに，核小体が目立ち，多核細胞，小型紡錘形細胞，小型角化細胞などをみることもあるが，腫瘍性背景はみられない．
- 明らかな浸潤がみられる**扁平上皮癌** squamous cell carcinoma では，背景は汚く，腫瘍性背景を示し，角化したものではオレンジG好性の細胞がみられ，オタマジャクシ（tadpole）型，ヘビ（snake）型，線維（fiber）状など多彩な異型細胞がみられる．クロマチンは粗顆粒状で，細胞質は厚く，重厚感があり，核小体は認められることが多い．また，傍基底型の

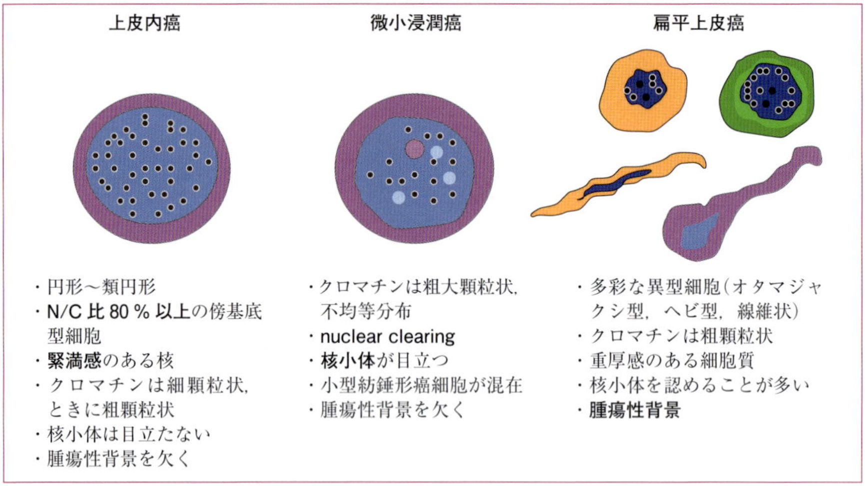

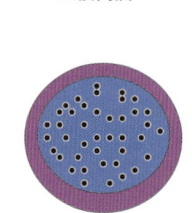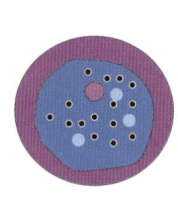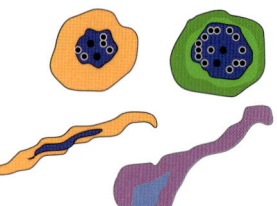

上皮内癌　　　　　　微小浸潤癌　　　　　　扁平上皮癌

・円形〜類円形
・**N/C 比 80％ 以上の傍基底型細胞**
・**緊満感のある核**
・クロマチンは細顆粒状，ときに粗顆粒状
・核小体は目立たない
・腫瘍性背景を欠く

・クロマチンは粗大顆粒状，不均等分布
・**nuclear clearing**
・**核小体が目立つ**
・小型紡錘形癌細胞が混在
・腫瘍性背景を欠く

・多彩な異型細胞（オタマジャクシ型，ヘビ型，線維状）
・クロマチンは粗顆粒状
・重厚感のある細胞質
・核小体を認めることが多い
・**腫瘍性背景**

図6　上皮内癌，微小浸潤癌，扁平上皮癌の特徴

異型細胞も認められる．非角化型では細胞質はライトグリーン好性で，大小不同の目立つ異型細胞がみられる．また，核小体も明瞭である．上皮内癌，微小浸潤癌，扁平上皮癌の特徴を模式的に示したものが図6である．

▶ 4. 円柱上皮細胞

円柱上皮は，消化管などでみられる一列に並んだ単層円柱上皮もあれば，気道の上皮のような多列円柱上皮も存在する．通常，腺上皮細胞を意味し，基本的には分泌腺を構成する上皮細胞で，細胞診では消化器，呼吸器，子宮内膜などの臓器でみられることが多い．ここではその一般的な細胞像について説明する．

円柱上皮細胞 columnar epithelial cells には，**非分泌型円柱上皮細胞，分泌型円柱上皮細胞，線毛円柱上皮細胞，刷子縁円柱上皮細胞**がある（図7）．分泌型円柱上皮細胞では細胞質に粘液がみられ，泡沫状あるいは多空胞状を呈する．線毛円柱上皮細胞は呼吸器，子宮などの検体でみられるが，**線毛を認める場合はかなりの確率で良性と判断できる**．いいかえれば，呼吸器や子宮などの検体をみる際には，線毛の有無はきわめて有用な良性を示唆する所見といえる．なお，円柱上皮細胞が細胞集塊として剝離した場合にはシート状の配列を示す（図8）．たとえば，子宮内膜の分泌期などの細胞診所見としては，いわゆる蜂巣状の構造 honeycomb appearance が認められる．

細胞像の読み解き方(ベーシック篇)　7

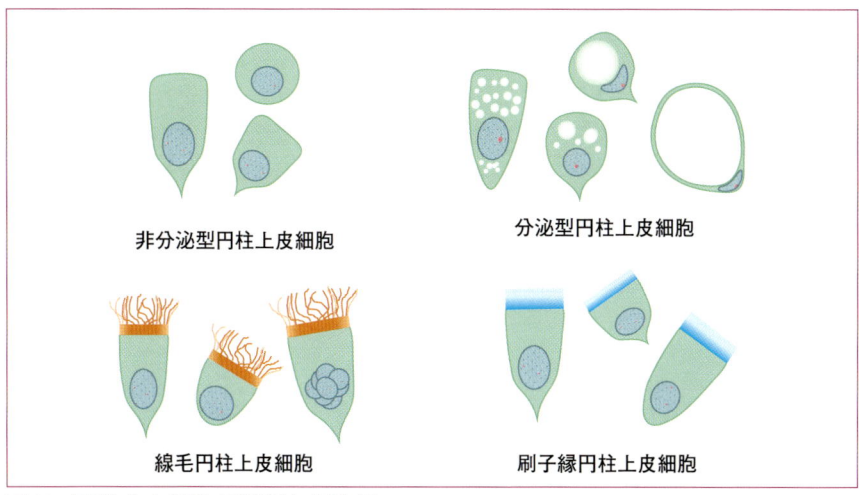

図7　円柱上皮細胞の種類と細胞像

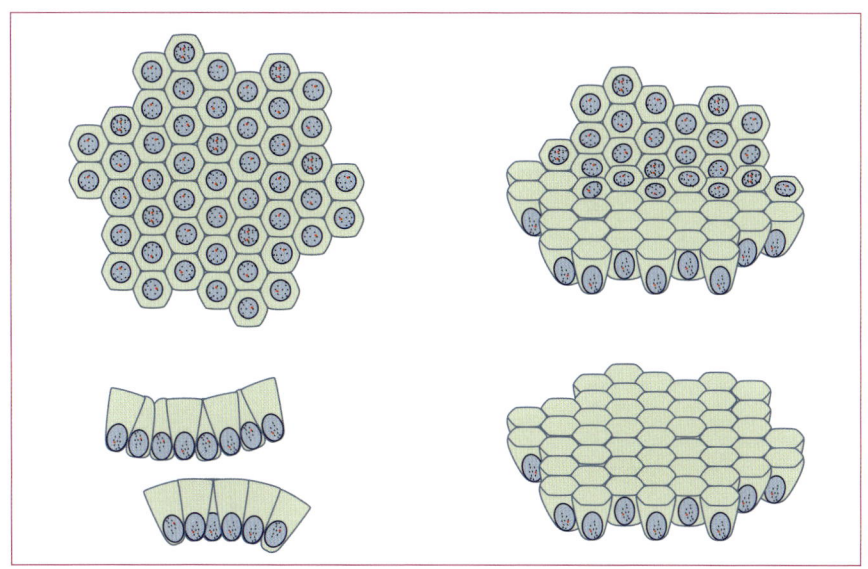

図8　シート状を示す円柱上皮細胞

▶ 5.　腺管状構造，乳頭状構造，篩状構造の塗抹細胞像

　　円柱上皮細胞の応用編として，腺腫や腺癌などでみられることが多い腺管状構造，乳頭状構造，そして篩状構造について，その塗抹細胞像を解説する．

腺管状構造という用語に関しては，ここでは管状，腺房状を含めた内容で使用する．組織学的には，腺管構造とは上皮性細胞が配列して腔を形成する所見をさすが，ここではわかりやすい例としてテニスボールをイメージしていただきたい．細胞診における腺管構造の塗抹細胞像は，このテニスボールがスライドガラスに押しつけられたような形となる．これを模式化したものが図9である．すなわち，図9の①のレベルでテニスボールを水平断にした場合には，その細胞像はシート状配列を示す腺

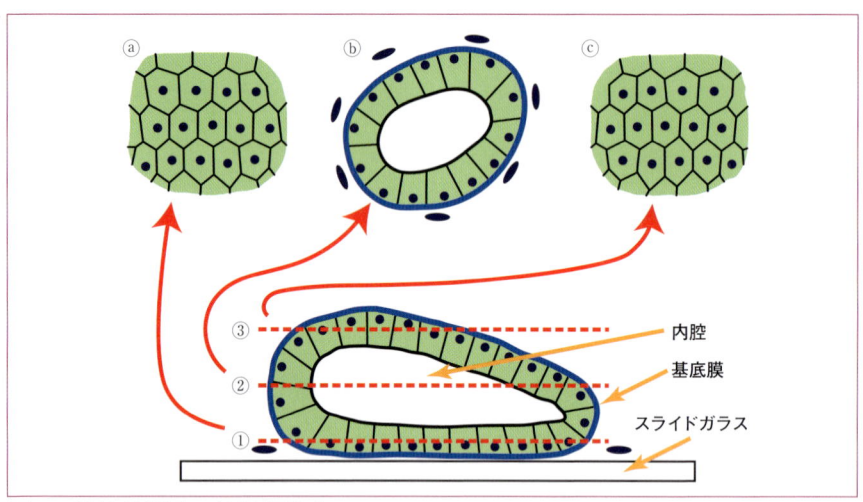

図9　腺管状構造の塗抹細胞像

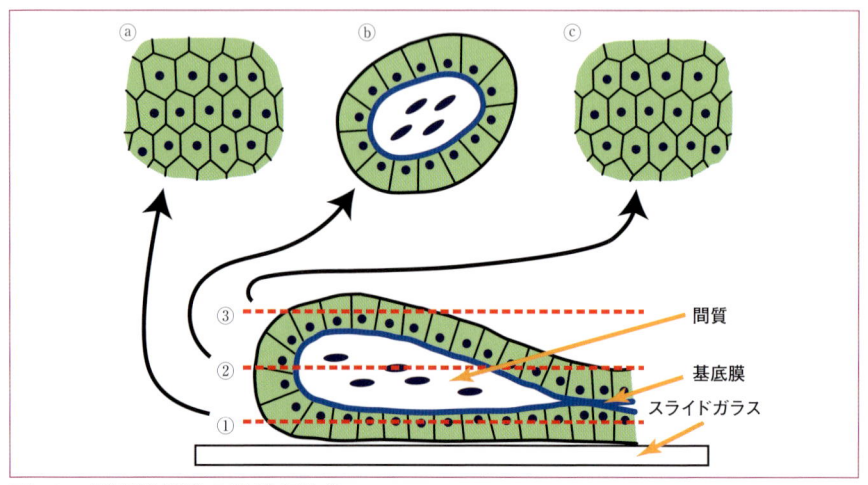

図10　乳頭状構造の塗抹細胞像

上皮細胞として認められる(ⓐ). 焦点を動かして②に移動すると, 腺上皮が明瞭な内腔を有し, リング状として認識できる(ⓑ). そして, 核は基底側に位置し, その外側に間質細胞が認められる. さらに焦点を動かして③の位置にくると, 再びシート状配列を示す腺上皮細胞がみられる(ⓒ). 一方, テニスボールが割れて断片化したものが塗抹された場合は, シート状あるいは柵状配列を示すことになる.

- **乳頭状**とは, 乳房乳輪の中心部の突出である乳頭papillaのような突起状の形態を表す病理学的用語である. 組織学的には上皮細胞が間質を伴い, 内腔に向かって樹枝状に増殖する所見をいい, 乳頭状腺癌がその代表的な組織像である. この乳頭状増殖部がそのままの形を維持してスライドガラスに押しつけられると図10のようになる. 細胞診における典型的な乳頭状構造とは, 図10の②のレベルでみられるように上皮細胞が基底膜や間質成分を取り巻くように増殖し, 細胞集塊の内側に線維血管性の間質成分を認める場合をいう(ⓑ). ①や③のレベルでみると腺管状構造と同様のシート状の配列が認められる(ⓐ, ⓒ). 間質を伴わずに細胞成分のみが塗抹された場合には, シート状, シート状の折れ曲がり像, あるいは集塊辺縁の核が直線状に配列する所見を示す. 図11に示すように, 穿刺吸引細胞診においてもほぼ同様のイメージでとらえることができる.
- **篩状構造**とは, 細胞集塊が篩(ふるい)のようにみえ, 間質細胞を含まない単一の上皮細胞で構成されるものをさす. よくたとえられるのがレンコンの割面であるが, このレンコンの割面でみられる穴の部分を取り囲

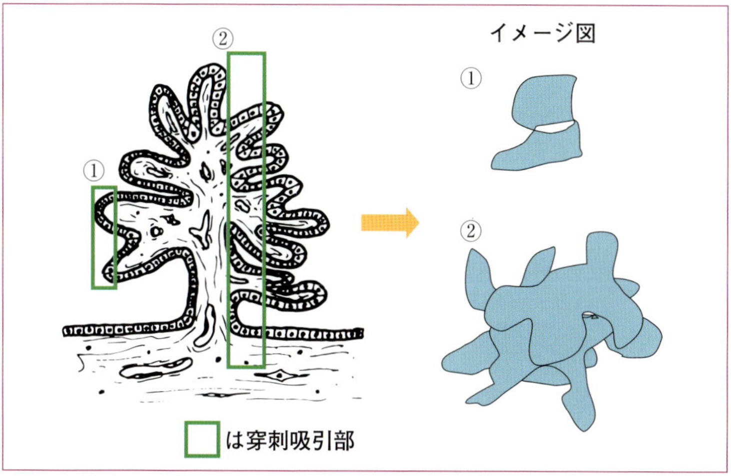

図11 穿刺吸引細胞診における乳頭状構造

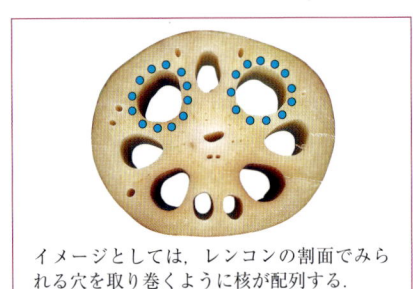
イメージとしては，レンコンの割面でみられる穴を取り巻くように核が配列する．

図12　篩状構造

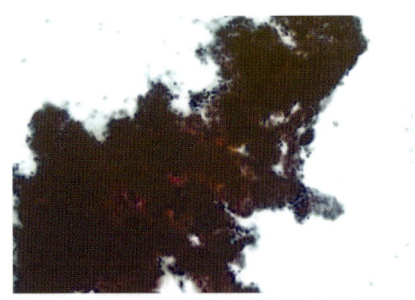

図13　篩状構造を示唆する細胞集塊

むように核が配列する（図12）．乳腺の非浸潤性乳管癌や浸潤性乳頭腺管癌が代表的な組織像といえる．細胞診では重積性のある大きな細胞集塊の中に，円形の中空構造として認められる（図13）．

▶ 6. 尿路上皮細胞

- **尿路上皮細胞** urothelial cells は尿路の内腔，すなわち腎盂，腎杯，尿管，膀胱，そして尿道の一部の粘膜を覆っている上皮で，いわゆる移行上皮である．正常の尿路上皮は，収縮時には5〜6層であるが，尿の貯留や通過する拡張時には2〜3層となり扁平化する．
- **最表層の細胞**は**被蓋細胞（アンブレラ細胞）**で，50〜150μmの大型の扁平な多稜形細胞である．細胞質は辺縁が縁取られるように厚みがあり，中心部は泡沫状である．核は類円形でしばしば2核で，反応性の場合には多核となり10個以上みられることもある．核・細胞質比は低く，核小体は目立つが小型である．
- **中層細胞**は40〜60μmの中型の類円形から西洋梨形で，細胞質はアンブレラ細胞よりも厚みがある．核は類円形の単核で，中心に位置し，核小体は目立たない．
- **深層細胞**は20〜40μmの小型，類円形の細胞で，細胞質には厚みがある．核は小型類円形で，核小体は目立たない．扁平上皮の傍基底細胞に類似し，その鑑別は困難である．
- 上記の所見を模式化したものが図14である．

▶ 7. 良性異型細胞

- 良性異型細胞としては，変性細胞と修復細胞の理解が重要である．
- **変性細胞**とは，低酸素状態，感染，治療，あるいは処理が不適切な検体

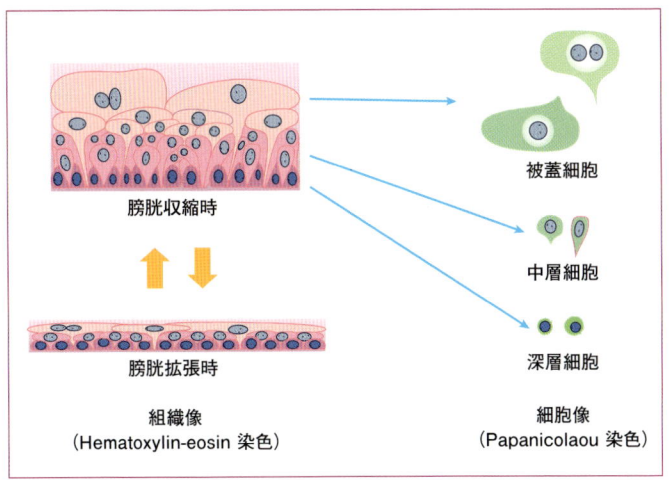

図14　正常膀胱尿路上皮と塗抹細胞像

など，細胞の活動性が退行状態を示すものである．核は腫大し，クロマチンは濃縮，淡明化，あるいは不明瞭化し，核小体も腫大する．症例によっては悪性細胞との鑑別が困難な場合がある．尿，脳脊髄液，胆汁などの細胞診検体では変性の影響を受けやすい．放射線治療や化学療法に伴う変性所見としては，核腫大，多核細胞，細胞質内空胞，細胞の風船化などがみられる．奇怪な細胞が出現し，悪性細胞との鑑別が困難なこともある．

- **修復細胞**とは，細胞の活動性が上昇している状態，すなわち再生状態にある細胞で，シート状の細胞集塊として出現する．核は腫大し，核小体も目立つことから悪性細胞との鑑別を要するが，核クロマチンは微細顆粒状で，出現細胞は均一で，ほぼすべての細胞が同様の所見を示す．

▶ 8. 採取方法による細胞像の違い

- 細胞診は採取方法により，**剝離細胞診**と**穿刺吸引細胞診**に大別される．
- **剝離細胞診**とは身体の管腔臓器から人為的，あるいは自然に細胞が剝脱したものを採取し，細胞診断を行うものをいう．一方，**穿刺吸引細胞診**は穿刺器具を用いて病巣を直接穿刺し，採取された細胞の診断を行うものをいう．
- 剝離細胞診で得られる細胞を**剝離細胞**といい，検体としては自然尿，喀痰，胸水，腹水などがあげられる．自然に剝脱した細胞では前述の変性所見，すなわち，核腫大，クロマチンの濃縮，核小体の明瞭化などが加

わるため，この点を念頭において診断にあたる必要がある．また，癌細胞は正常細胞に比べ剥がれやすいことも知っておくべきである．なお，人為的に細胞を剝脱させる擦過法では，自然に剝離する細胞に比べると変性所見が少なく新鮮であり，後述の新鮮細胞に含めて理解するのがよい．

- 穿刺吸引細胞診，擦過法，捺印，圧挫等により得られた細胞では，変性所見は少なく，**新鮮細胞**とよばれる．間質成分を伴い，組織構築が反映されることが多く，病理組織学的な知識を加味して診断を行う必要がある．検体としては，甲状腺，乳腺，唾液腺，リンパ節，軟部組織，肝臓などがあげられる．

▶9. 染色法による細胞像の違い

- 代表的な細胞診の染色法には**パパニコロウ染色**と**ギムザ染色**がある．
- **パパニコロウ染色**は，細胞診で最も広く使用されている染色で，95％エタノールなどで湿固定が行われる．扁平上皮細胞の分化や角化の観察が容易である．細胞の大きさや核所見はHE染色標本での所見に類似し，核クロマチン，核縁，核小体の観察も容易である．
- **ギムザ染色**はドライヤーの冷風などで急速に乾燥固定し，ギムザ希釈液で染色する．細胞の大きさはパパニコロウ染色の約1.4倍である．ガラス面からの細胞剥離は少なく，血液細胞，細胞質顆粒，間質の基質の同定が容易である．塗抹時に乾燥しやすい穿刺吸引材料や塗抹細胞が剝離しやすい液状検体，造血器腫瘍の検体などに用いられる．メタノールの代わりにメイ・グリュンワルド液を用いて固定する**メイ・ギムザ染色**は，細胞質内顆粒の染色性が優れており，リポフスチン顆粒，胆汁色素，メラニンなどが同定しやすい．

参考文献

1) 清水道生(編)：実用細胞診トレーニング−これでわかる細胞の見方！−．秀潤社，東京，2008
2) 広川満良，鐵原拓雄：細胞診−正常の細胞所見と異常細胞．検査と技術 26：218-226，1998
3) DeMay RM：Practical Principled of Cytopathology. ASCP Press, Chicago, 1999
4) 日本臨床細胞学会(編)：細胞診用語解説集．医学書院，東京，1996

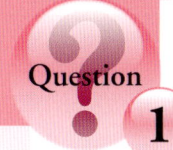

60歳代，女性
臨床情報：子宮がん検診
検体：子宮腟部擦過（Pap. 染色，上：弱拡大，下：強拡大）

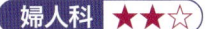

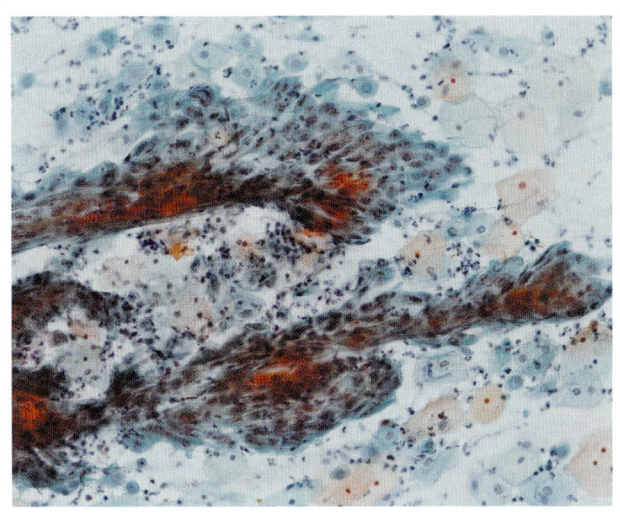

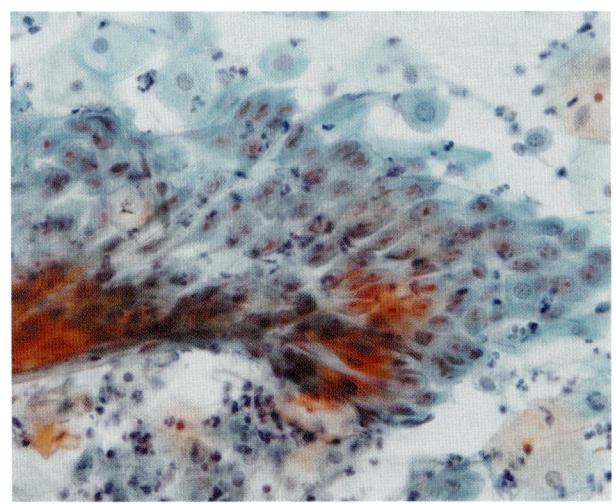

考えられる疾患は？

①ヘルペス感染細胞，②修復細胞，③扁平上皮癌，④腺癌，⑤腺扁平上皮癌

②修復細胞

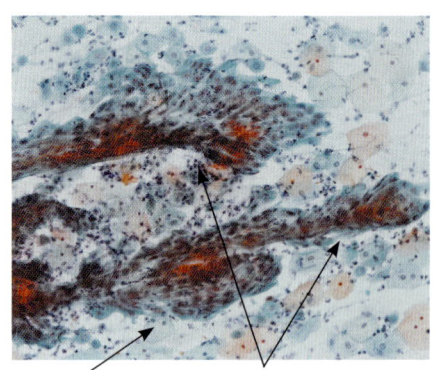 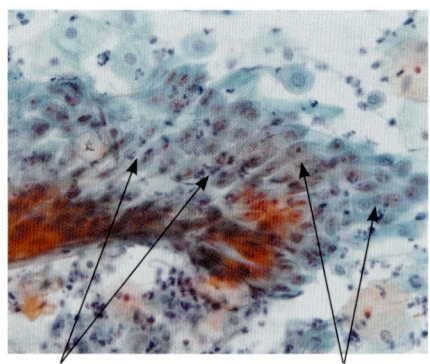

シート状の大型細胞集塊　流れるような細胞配列　炎症細胞の取込み像　腫大した核小体

解説

左図：背景は軽度の炎症性で，平面的な大型細胞集塊を認める．一定方向へ流れる細胞配列をみる．**右図**：核の肥大および大小不同を軽度に認め，腫大した明瞭な核小体もみられる．また，細胞質内には炎症細胞の取込み像を認める．

①**ヘルペス感染細胞**では，核クロマチンがすりガラス状を呈する．また，細胞の重積性，核クロマチンの増量，核形の不整，細胞の多彩性を欠くことより，③**扁平上皮癌**，④**腺癌**，⑤**腺扁平上皮癌**のような悪性細胞は否定的である．

Key word

修復細胞 (tissue repair cell)
- リボン状やシート状と表現される大型の平面的細胞集塊として出現する．多くの場合，炎症細胞の取込み像がみられ，一定方向に流れるような細胞配列が特徴である．細胞集塊が折れ曲がると，重積性細胞集塊のようにみえるので注意を要する．また，核分裂像をみることもある．

すりガラス細胞癌 (glassy cell carcinoma)
- すりガラス細胞癌は，腺扁平上皮癌の亜型で希薄な広い細胞質と腫大する核小体が特徴である．孤在細胞や平面的な細胞集塊として出現することが多く，修復細胞との鑑別が問題となる．クロマチンの増量などの細胞異型がみられる．背景に壊死物質を伴うこともあり，鑑別は可能である．

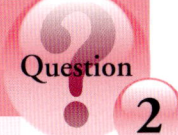

50歳代，女性
臨床情報：子宮がん検診
検体：子宮腟部擦過（Pap. 染色，上：弱拡大，下：強拡大）

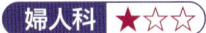

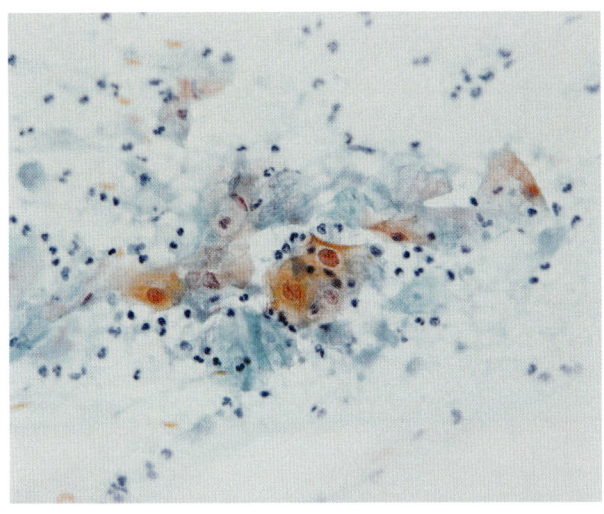

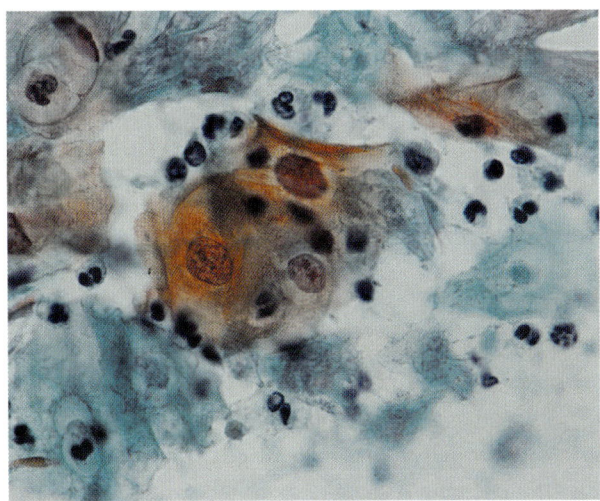

考えられる疾患は？

①腟トリコモナス症，②ヒトパピローマウイルス感染細胞，③ ASC-US，④ LSIL，⑤ HSIL

①腟トリコモナス症

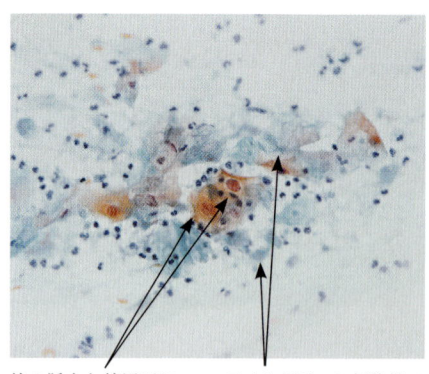
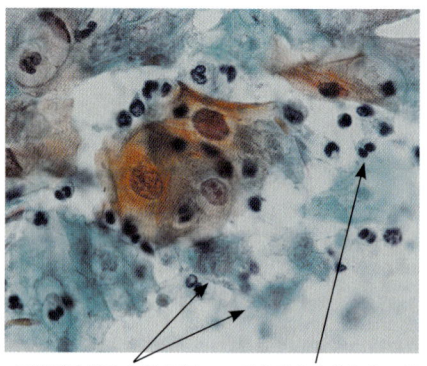

核の腫大と核周囲に halo 様の所見をみる　　ライトグリーン好染性の トリコモナス原虫がみられる　　不明瞭な核と好酸性顆粒が認められる　　好中球を主体とする炎症細胞浸潤

> **解説**

左図：背景に好中球を主体とする炎症所見がみられ，それに混在してトリコモナス原虫が認められる．**右図**：トリコモナス原虫では不明瞭な核と好酸性顆粒を認め，核の腫大する扁平上皮細胞がみられるが，クロマチンの増量や核形不整など異型扁平上皮細胞とするには所見に乏しい．
②ヒトパピローマウイルス感染細胞でみられるコイロサイト（koilocyte）とするには明庭の境界が不明瞭で，炎症に伴う変化と考えられる．異型を欠くことより③ ASC-US や④⑤ SIL は否定できる．

> **Key word**

腟トリコモナス症（vaginal trichomoniasis）
- 好中球を主体とする急性炎症性背景で，キャノンボールといわれる扁平上皮細胞上に炎症細胞の集簇した像をみることがある．また，扁平上皮細胞の周囲にトリコモナス原虫が群がった，虫食い像とよばれる所見もみられることがある．トリコモナス原虫は，炎症細胞よりやや大きく，不明瞭な偏在性，三日月状の核を有し，好酸性顆粒がみられる．
- 腟トリコモナス症では，扁平上皮細胞に核の肥大や核周囲 halo 様の変性所見を認める．細胞変化を過度に評価すると上皮内病変と誤認するので注意を要する．

30歳代，女性
臨床情報：子宮がん検診
検体：子宮頸腟部擦過（Pap. 染色，上：中拡大，下：強拡大）

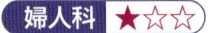

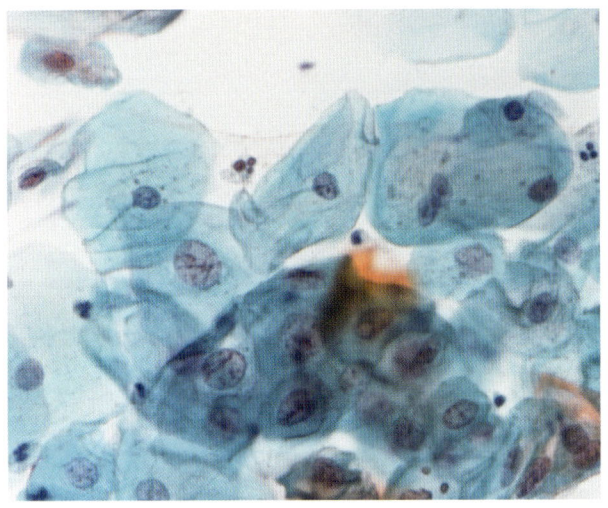

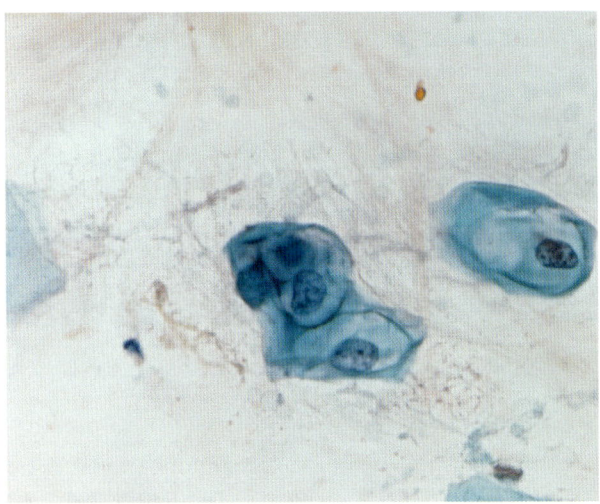

考えられる疾患は？

①修復細胞，②扁平上皮化生細胞，③ヘルペス感染細胞，
④LSIL（軽度異形成），⑤HSIL（高度異形成）

 Answer

④ LSIL（軽度異形成）

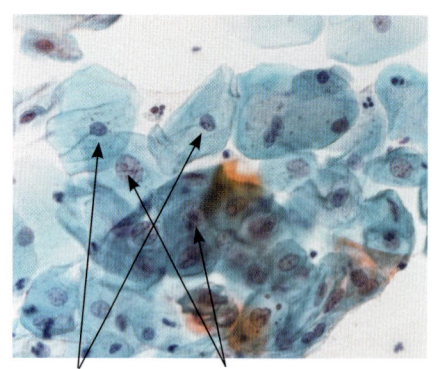
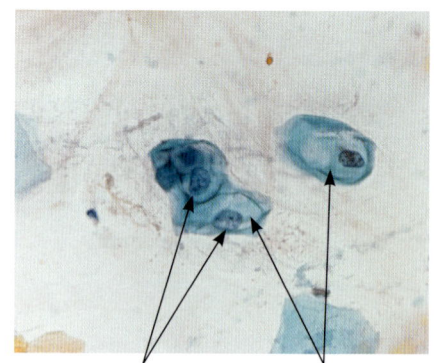

正常の表層扁平上皮細胞．核は小型・濃縮状である　｜　細胞質の状態から表層〜中層扁平上皮細胞である．核は腫大している　｜　表層〜中層扁平上皮に核の腫大と軽いクロマチン増量がみられる　｜　核周囲に広い明庭（halo）を認める

解説

左図：背景は清明で，多数の重層扁平上皮を認める．シート状配列を示し，核腫大を伴う細胞の集塊がみられ，細胞質の性状から表層〜中層細胞と考えられる．
右図：腫大核を伴う細胞は，核クロマチンの増量や軽度の核形不整を伴う．さらに，核周囲に明庭（halo）があり，コイロサイトーシスの像である．
①**修復細胞**（再生上皮細胞）は細胞境界が不明瞭で，核クロマチンが均一に分布する．核縁は均等に肥厚し，一様に核小体の肥大を伴う．②**扁平上皮化生細胞**は辺縁に突起状構造を伴う多辺形の細胞質を特徴とし，核クロマチンは細顆粒状で均質である．③**ヘルペス感染細胞**はすりガラス状の核が特徴で，ときに多核化を示す．⑤**HSIL（高度異形成）**では傍基底型の異型細胞が出現する．

Key word 🔑

異形成（dysplasia）
● 重層扁平上皮または化生扁平上皮の一部に種々の程度の異型を示す細胞がみられるが，上皮内癌の基準を満たさないもの．細胞異型または構造異型の程度により，軽度・中等度・高度の3段階に分類される．

コイロサイトーシス（koilocytosis）
● ヒトパピローマウイルス感染細胞の特徴的所見．核腫大・2核化とともに核周囲明庭（明暈）halo が特徴．細胞診判定上は軽度異形成と同等に扱う．

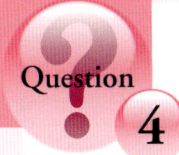

30 歳代，女性
臨床情報：子宮がん検診
検体：子宮頸膣部擦過（Pap. 染色，上：強拡大，下：強拡大）

婦人科 ★★☆

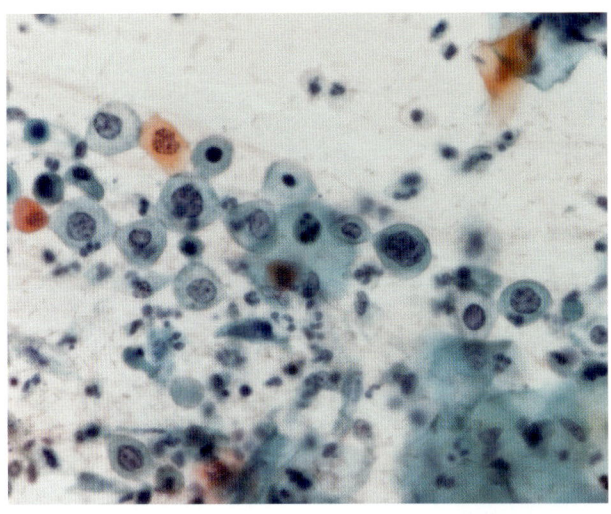

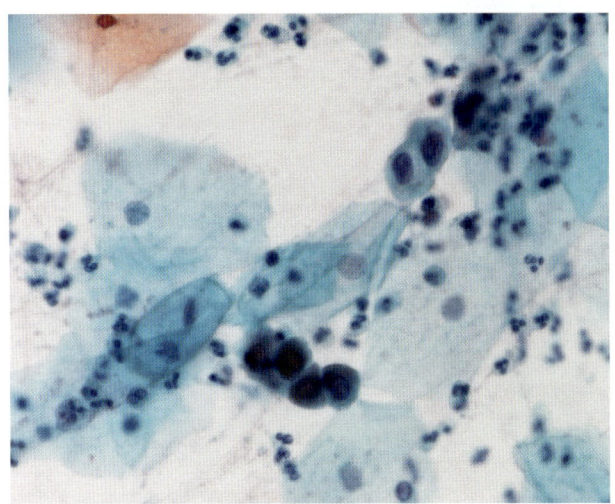

考えられる疾患は？

① LSIL（軽度異形成），② HSIL（高度異形成），③扁平上皮癌，④小細胞癌，
⑤腺癌

② HSIL（高度異形成）

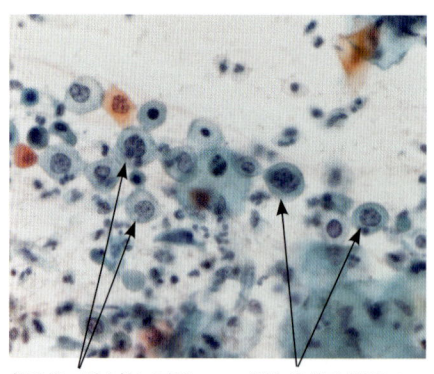

敷石状～孤立性に扁平上皮細胞の出現を認める

細胞境界は明瞭で、細胞質は厚く核は中央に位置している

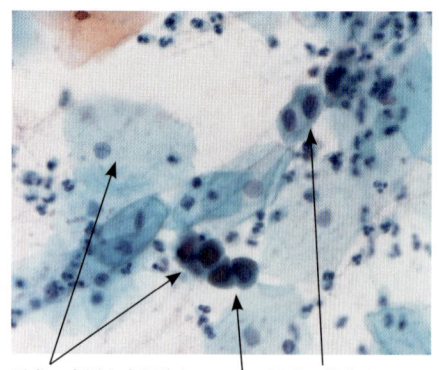

正常の表層上皮細胞と対比が可能である
傍基底型の細胞に核細胞質増大と核クロマチン増量が目立つ

異型の程度がやや弱い細胞が混在

解説

左図：背景に好中球を認めるが，壊死性ではない．扁平上皮細胞は敷石状～孤立性に出現する．細胞境界は明瞭で，細胞質は厚く，核は中央に位置する．核腫大とともに核縁の切れ込みもみられる．右図：傍基底型の細胞で，核クロマチンの増量と核形不整が目立つ．異型度の異なる細胞が認められるが，最高病変で判定する．

① **LSIL（軽度異形成）** では表層（～中層）細胞に異型がある．③ **扁平上皮癌** では背景に壊死物質を認める．角化型ではオレンジ好性の異型角化細胞が出現，非角化型では核クロマチンがより粗糙で，核小体も目立つ．④ **小細胞癌** は核・細胞質比が高く，細網状～細顆粒状の特徴的な核クロマチンが認められる．⑤ **腺癌** では核が偏在し，細胞質はレース状で小空胞状あるいは粘液貯留を伴う．

Key word

高度異形成（severe dysplasia）
- 傍基底型の異型細胞が主体を占め，軽度異形成に比して核異常所見を示す細胞が多く出現し，異常所見の程度も増す．上皮内癌との鑑別が必ずしも容易でないため，頸部上皮内腫瘍（CIN）ではともにCIN3として取り扱う．また，ベセスダシステムでは中等度異形成～上皮内癌までが，高度扁平上皮内病変（HSIL）として取り扱われる．

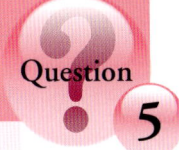

30 歳代，女性
臨床情報：不正出血
検体：子宮腟部擦過（Pap. 染色，上：弱拡大，下：強拡大）

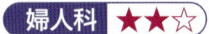
婦人科 ★★☆

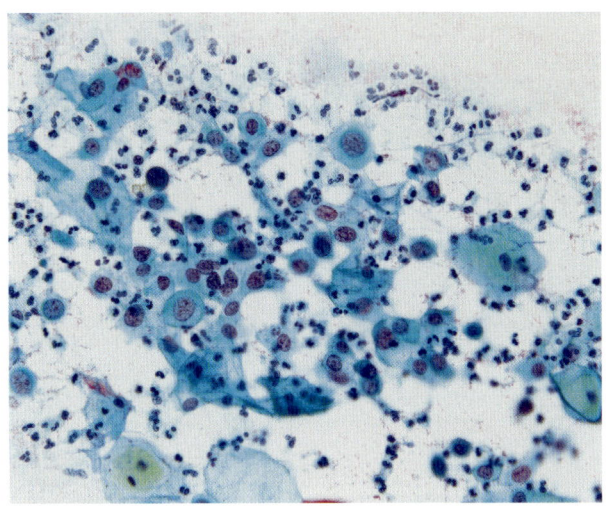

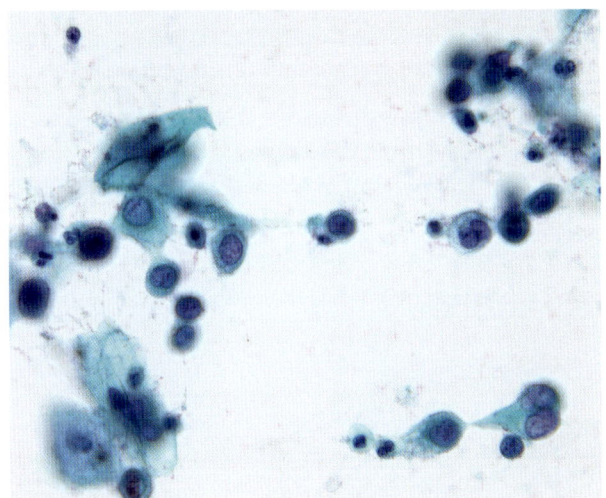

考えられる疾患は？

①軽度異形成，②上皮内癌，③角化型扁平上皮癌，④体部腺癌，
⑤転移性腺癌

②上皮内癌

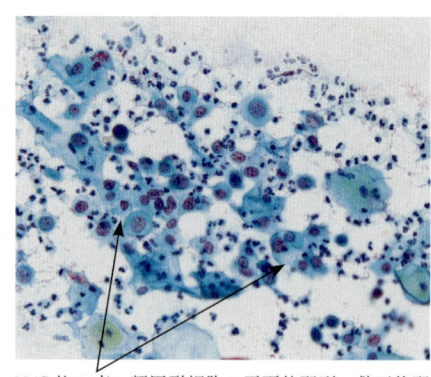

N/C比の高い類円形細胞の平面的配列，敷石状配列ないし弱い結合性を示す

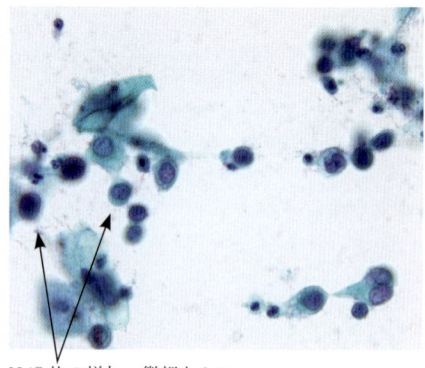

N/C比の増加，微細なクロマチンの増加と乏しい細胞質をみる

解説

左図：炎症性背景に類円形細胞が平面的配列を示すが，その結合性は弱い．右図：細胞質は乏しく，ライトグリーン好性で，核の腫大，N/C比の増加がみられる．微細なクロマチンが核内に充満する．核小体は目立たない．裸核様の細胞も混在する．本例は②**上皮内癌**である．
①**軽度異形成**では核の軽度の不整や腫大がみられるが，N/C比は低い．しばしばコイロサイトーシス（koilocytosis）がみられる．③**角化型扁平上皮癌**では，核は不整が目立ち核クロマチンは豊富で粗糙である．細胞質はよりライトグリーン好性あるいはオレンジ好性である．④**体部腺癌**，⑤**転移性腺癌**では重積性を示す細胞集塊がみられる．核は偏在性で，核小体が明瞭である．

Key word

CIN3（high grade cervical intraepithelial neoplasm）
- 扁平上皮細胞の層形成や極性の乱れが上皮の2/3以上より全層に及ぶ扁平上皮内異型性病変である．高度異形成と上皮内癌を一括したものである．ときにkoilocytosisを伴う．HPV（human papillomavirus）type 16，type 18の感染によることが多い．

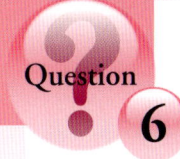

50歳代，女性
臨床情報：不正出血
検体：子宮頸部擦過（綿棒）（Pap. 染色，上：弱拡大，下：強拡大）

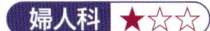
婦人科 ★☆☆

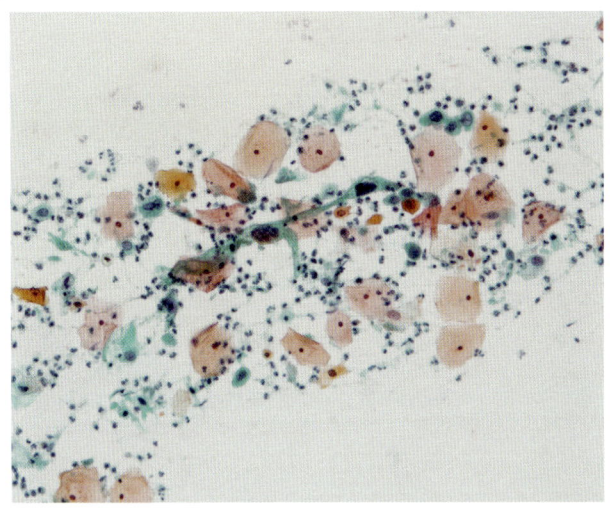

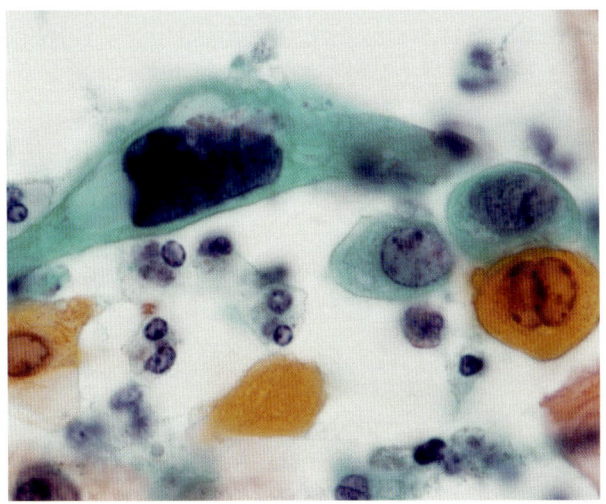

考えられる疾患は？

①軽度異形成，②高度異形成，③上皮内癌，④扁平上皮癌，⑤腺癌

④扁平上皮癌

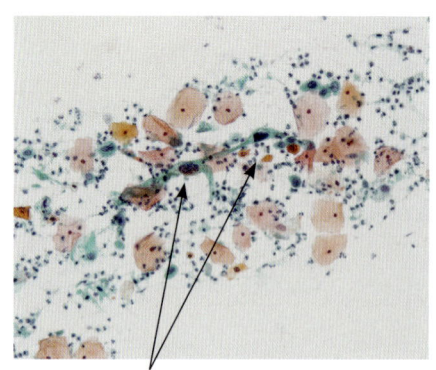

紡錘形の大型細胞が認められる

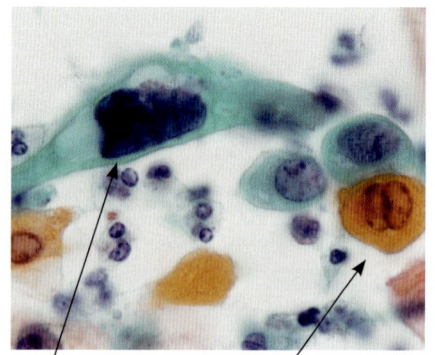

核クロマチンに富み核中心性で紡錘形の腫瘍細胞を認める

細胞質はオレンジG好性で角化を示す

解説

左図：壊死性背景に，核クロマチンに富む紡錘形の大型腫瘍細胞が認められる．
右図：腫瘍細胞の細胞質はライトグリーンおよびオレンジG好性で重厚感があり，核中心性である．核クロマチン構造は粗糙で，核形は不整を示す．背景には角化物もみられる．

①**軽度異形成**では細胞質がオレンジG好性の表層型異型細胞が目立つが，細胞異型は軽度で多形性に乏しい．②**高度異形成**ではN/C比の高い傍基底型異型細胞が出現する．③**上皮内癌**ではN/C比が80％以上の異型細胞を認め，背景に壊死物質はみられない．⑤**腺癌**では細胞質が淡明で核偏在性の円形腫瘍細胞が出現する．角化した腫瘍細胞はみられない．

Key word

扁平上皮癌（squamous cell carcinoma）
- 細胞質に重厚感がみられ，紡錘形腫瘍細胞の出現が重要である．角化型扁平上皮癌ではオレンジG好性の角化した腫瘍細胞を認めるが，非角化型扁平上皮癌ではライトグリーン好性の腫瘍細胞が出現する．

壊死物質（necrosis）
- 細胞が壊死崩壊した成分で，悪性を疑う指標のひとつである．角化型扁平上皮癌では，壊死物質とともに，角化物がみられる．

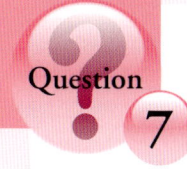

40歳代，女性
臨床情報：膿性帯下
検体：子宮頸部擦過（Pap. 染色，上：弱拡大，下：強拡大）

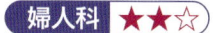
婦人科 ★★☆

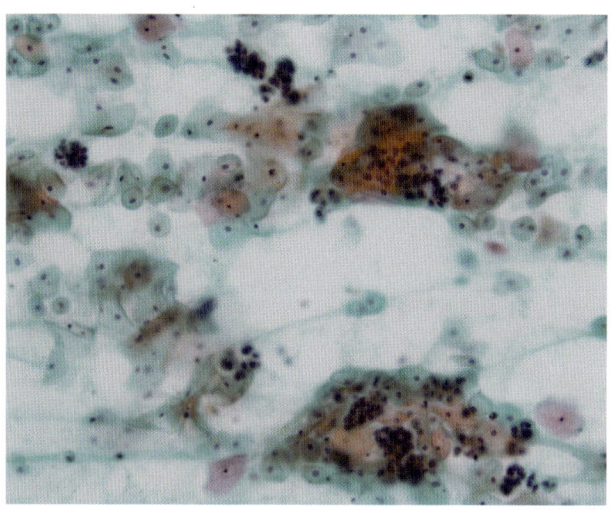

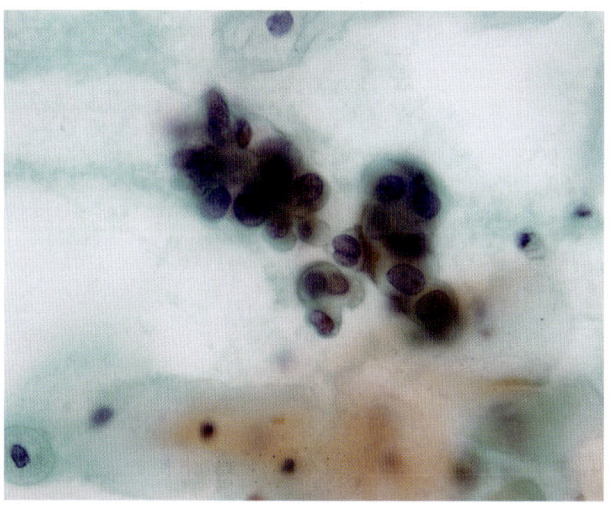

考えられる疾患は？

①子宮頸部腺上皮細胞，②LSIL（軽度異形成），③HSIL（上皮内癌），
④子宮頸部腺癌，⑤子宮内膜から脱落してきた腺癌

④子宮頸部腺癌

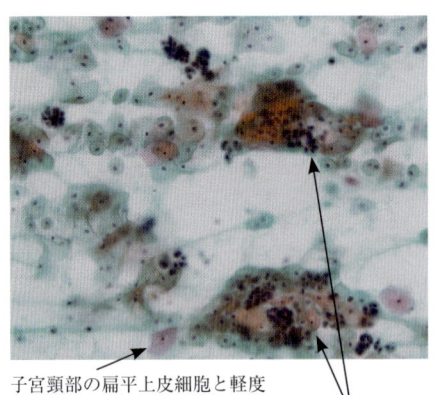

子宮頸部の扁平上皮細胞と軽度の炎症細胞浸潤がみられる

小型集塊状で，重積性を示す腺系の異型細胞が出現

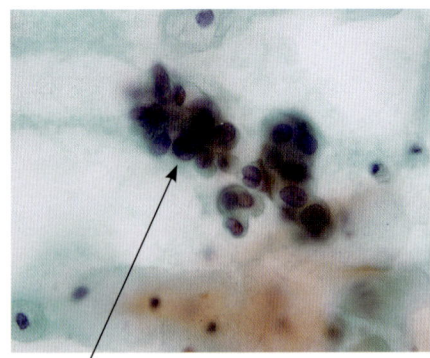

重積性集塊を呈する N/C 比の高い異型細胞は，クロマチンが増量した大型の核とライトグリーン好性の細胞質を有する

> **解説**

左図：子宮頸部の扁平上皮細胞が多数出現し，ごく軽度の炎症性変化を伴っている．その中に小型集塊状で重積性を示す腺系の異型細胞が出現している．**右図**：重積性の細胞集塊は，比較的高い核密度を呈している．異型細胞は，比較的高い N/C 比を呈し，クロマチンが増量した大型核がみられる．一部の細胞では，細胞質内に粘液産生が確認される．
①**子宮頸部腺上皮細胞**は，粘液を有する円柱上皮細胞よりなるが，異型は乏しい．②**LSIL（軽度異形成）**では表層型の扁平上皮細胞に軽度の異型がみられる．③**HSIL（上皮内癌）**では傍基底型の異型細胞がみられ，N/C 比は高く，核に緊満感がみられる．⑤**子宮内膜腺癌**が脱落してきたものかの鑑別が困難な症例が少なくないが，通常，子宮頸癌では粘液腺癌が多く，子宮内膜癌では類内膜腺癌が多い．

> **Key word**
>
> **子宮頸癌の組織型**
> ●子宮頸癌の多くは扁平上皮癌であり，HPV 感染との関連を有する．この他に，粘液腺癌（頸管円柱上皮由来），類内膜腺癌，漿液性腺癌，腺扁平上皮癌などが出現する．これらには，子宮内膜癌と共通の組織型が含まれており，子宮頸癌か子宮内膜癌かの鑑別が困難な症例もみられる．子宮頸癌では，扁平上皮癌以外の組織型が相対的に増加しているとの報告もある．

50歳代，女性
臨床情報：不正出血
検体：子宮内膜擦過（Pap. 染色，上：弱拡大，下：強拡大）

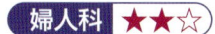

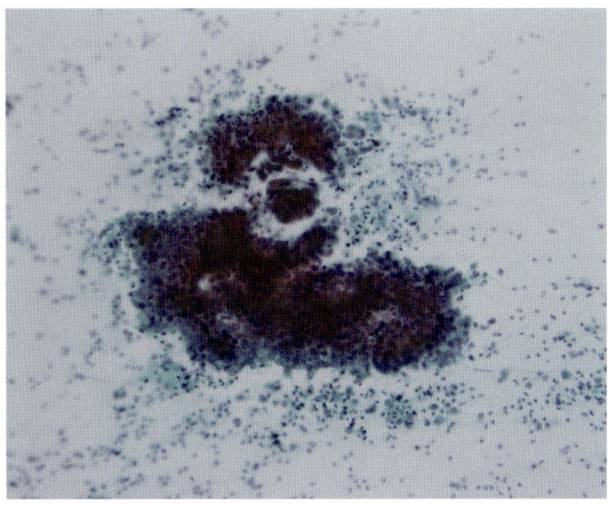

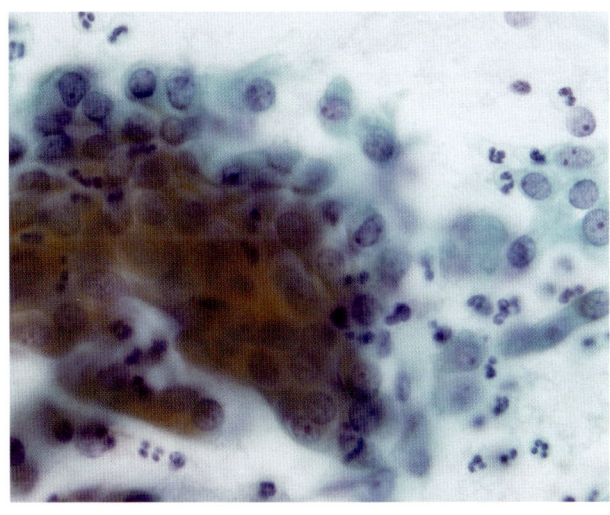

考えられる疾患は？

①子宮内膜（月経期），②子宮内膜炎，③子宮内膜増殖症，④子宮内膜腺癌，⑤癌肉腫

④子宮内膜腺癌

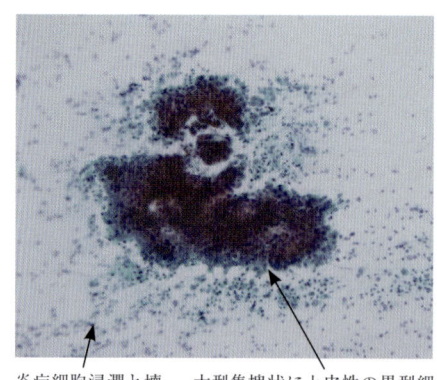
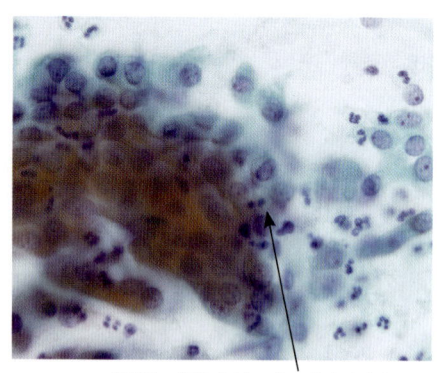

炎症細胞浸潤と壊死性背景を呈する

大型集塊状に上皮性の異型細胞が出現し，ほつれを伴う

重積性の細胞集塊は高い核密度を呈し，核間距離の不同も確認される

> **解説**

左図：炎症性背景に，大型の上皮性細胞集塊が出現している．細胞集塊の辺縁部では，結合性の低下によるほつれがみられる．**右図**：重積性の細胞集塊は，高密度で，核間距離の不均等も確認される．高い N/C 比を呈する異型細胞には，クロマチンが増量した大型核と比較的明瞭な核小体が認められる．核の大小不同も認められる．また集塊内に間質細胞はみられない．
①**月経期の子宮内膜**では，炎症性背景に変性した子宮内膜細胞が出現する．②**子宮内膜炎**では，急性期に好中球主体の高度の炎症細胞浸潤が出現する．炎症性異型を呈する子宮内膜細胞が出現することがある．③**子宮内膜増殖症**では，異型に乏しい子宮内膜細胞が集塊状に増生する．細胞集塊には，構造異型が認められるものの，結合性の低下は目立たない．間質細胞も明瞭である．⑤**癌肉腫**では上皮性腫瘍成分に加え，非上皮性腫瘍成分が認められる．

> **Key word**

子宮内膜癌の組織型
- 子宮内膜癌の多くは，組織学的には類内膜腺癌である．ただし，漿液性腺癌，明細胞癌，粘液性腺癌なども出現し，まれではあるが扁平上皮癌も発生する．

Question 9

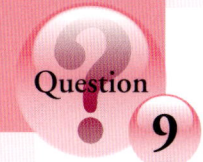

10歳代，女性
臨床情報：卵巣腫瘍
検体：卵巣腫瘍捺印（Pap.染色，上：弱拡大，下：強拡大）

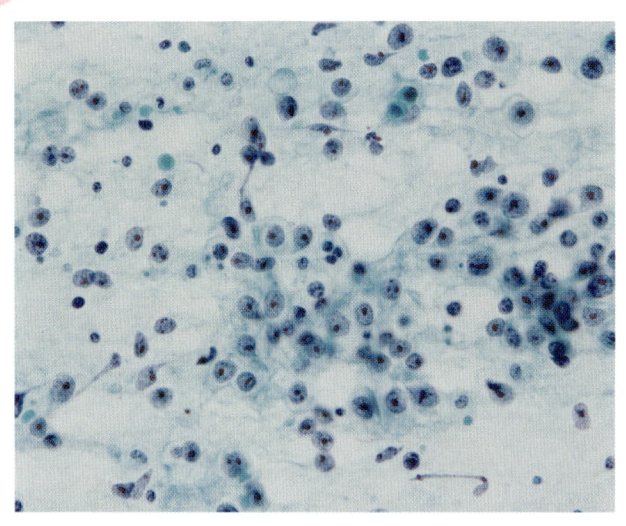

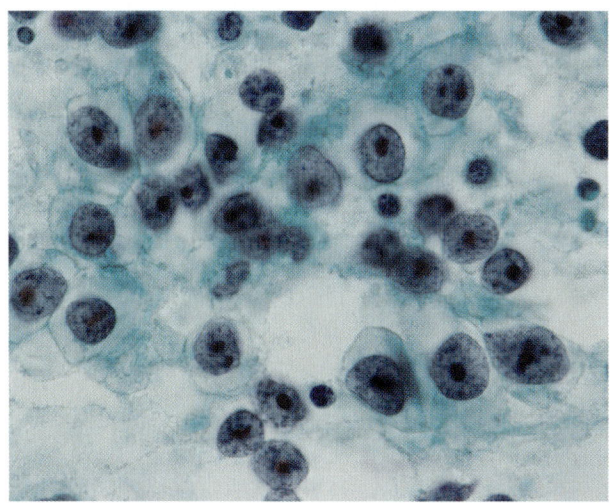

婦人科 ★☆☆

考えられる疾患は？

①顆粒膜細胞腫，②ディスジャーミノーマ，③漿液性嚢胞腺癌，
④明細胞腺癌，⑤悪性リンパ腫

②ディスジャーミノーマ

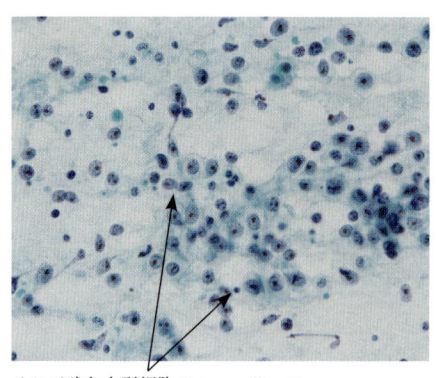

リンパ球と大型細胞の two cell pattern がみられる

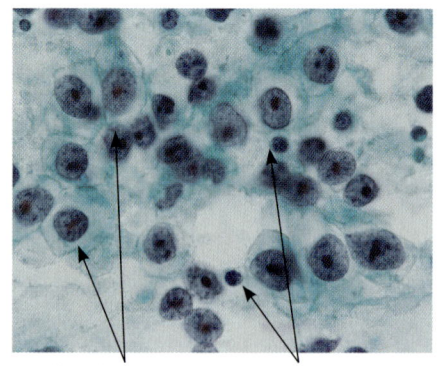

核小体の腫大と淡明な細胞質をみる

小リンパ球の介在がみられる

解説

左図：結合性の弱い，核小体の明瞭な腫瘍細胞が，成熟リンパ球を伴い散在性に出現している．右図：小リンパ球とともに，核小体の腫大や淡明な細胞質を伴う腫瘍細胞がみられる．

①**顆粒膜細胞腫**ではコーヒー豆様の核溝の所見がみられ，⑤**悪性リンパ腫**では腫瘍細胞に結合性がみられないことから鑑別可能である．③**漿液性嚢胞腺癌**，④**明細胞腺癌**は核小体の腫大する点や淡明な細胞質を有する点で類似するが，核の異型性や two cell pattern を呈していることで鑑別可能である．

Key word

ディスジャーミノーマ (dysgerminoma)
- 若年者に好発する卵巣の胚細胞性腫瘍で，未分化胚細胞腫ともいう．背景の成熟リンパ球が診断に重要である．細胞質はグリコーゲンが豊富であるため淡明で，時に裸核様にみえることもある．免疫組織化学にて腫瘍細胞は，胎盤性アルカリフォスファターゼ (PLAP)，D2-40, *c-kit* が陽性である．

two cell pattern
- 成熟リンパ球と腫瘍細胞からなる two cell pattern は，精巣や縦隔のセミノーマ中枢神経系で発生するジャーミノーマでもみられる．いずれも同様の細胞像を呈する．

Question 10

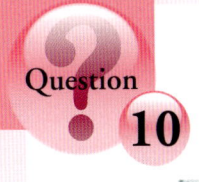

20歳代，女性
臨床情報：乳腺腫瘍
検体：腫瘤穿刺吸引（Pap. 染色，上：弱拡大，下：強拡大）

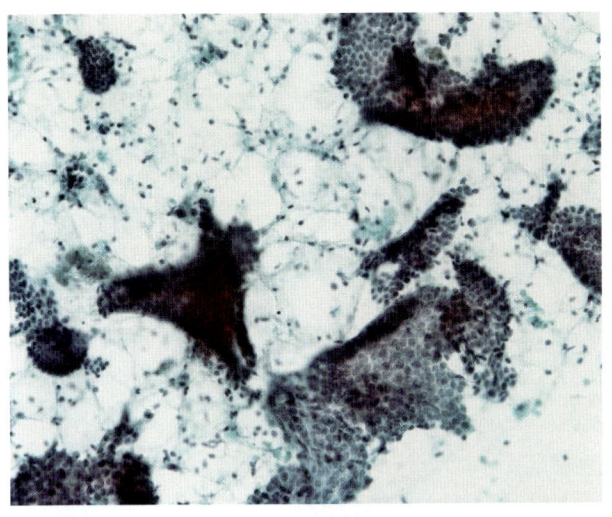

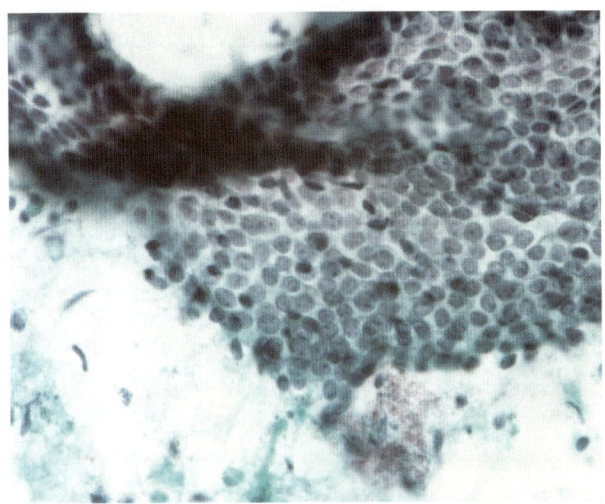

乳腺 ★☆☆

考えられる疾患は？

①囊胞，②線維腺腫，③乳頭腺管癌，④充実腺管癌，⑤悪性葉状腫瘍

②線維腺腫

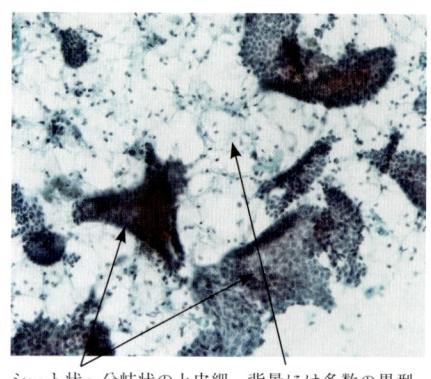

シート状～分岐状の上皮細胞集塊が多数出現している

背景には多数の異型に乏しい双極裸核細胞が介在している

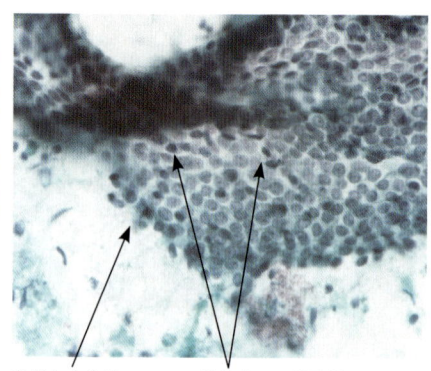

乳管上皮集塊の結合性は良好である

集塊内には濃縮核からなる筋上皮細胞が認められる

解説

左図：採取細胞は多く，シート状～分岐状で結合性良好な乳管上皮細胞とともに，背景に双極裸核細胞が混在している．**右図**：上皮集塊の結合性は良好で，ピントの上下により濃縮核様の筋上皮細胞が多数介在している．集塊の上皮細胞，双極裸核細胞はともに核異型を認めない．

本例の上皮細胞集塊は，結合性が良好でほつれを伴わず，二相性も保持されており，核異型も目立たない．したがって上皮成分は良性で，③**乳頭腺管癌**や④**充実腺管癌**は否定的である．背景にタンパク様物質や泡沫状組織球がなく，①**囊胞性**の変化とも考えにくい．双極裸核細胞の介在がみられる点から，結合織性および上皮性混合腫瘍を推定するが，間質成分の過剰増生や核異型などがみられないため，⑤**悪性葉状腫瘍**とも鑑別が可能である．

Key word

線維腺腫(fibroadenoma)
- 乳管上皮と間質結合組織（線維成分）の両者が腫瘍性に増殖する混合腫瘍で，管内型（本例），管周囲型，類臓器型，乳腺症型の病理組織学的亜型の存在が知られている．間質には粘液腫状変性や硬化性変化を伴う例がある．

結合織性および上皮性混合腫瘍(mixed connective tissue and epithelial tumors)
- 線維腺腫，葉状腫瘍（良性，境界悪性，悪性），癌肉腫を含む．

Question 11

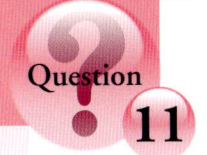

40 歳代，女性
臨床情報：乳腺腫瘤
検体：腫瘤穿刺吸引（Pap. 染色，上：弱拡大，下：強拡大）

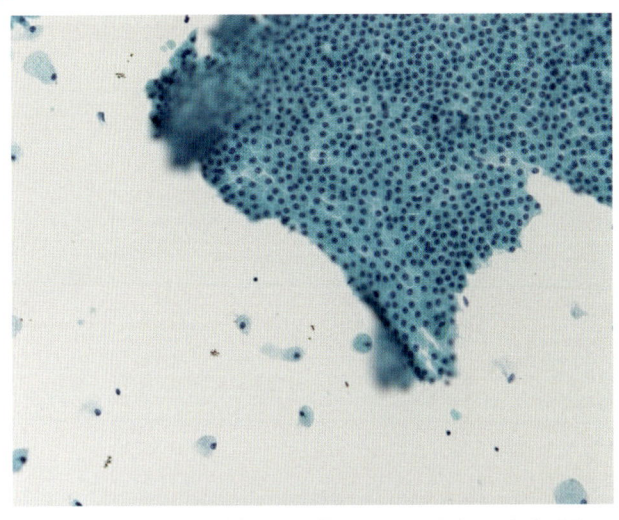

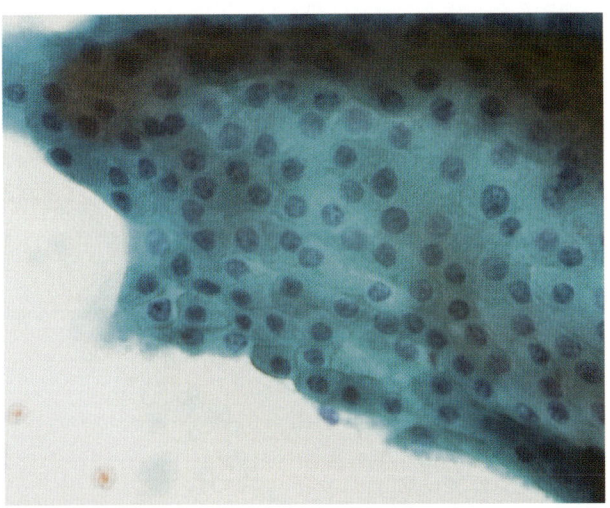

乳腺 ★☆☆

考えられる疾患は？

①アポクリン化生，②乳管腺腫，③顆粒細胞腫，④充実腺管癌，⑤アポクリン癌

①アポクリン化生

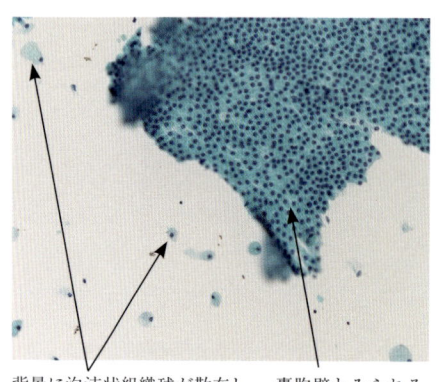

背景に泡沫状組織球が散在し嚢胞状病変が示唆される

嚢胞壁とみられるシート状の上皮塊が目立つ

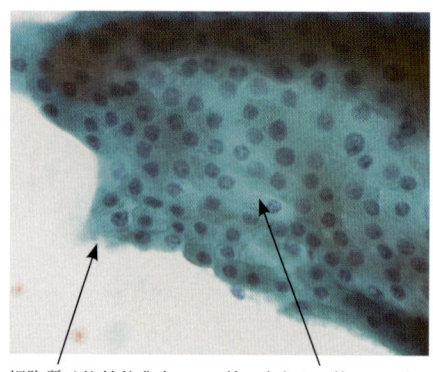

細胞質は比較的豊富で顆粒状を呈する

核の大きさは整っており、クロマチンは均等に分布している

解説

左図：背景には泡沫状組織球を認め，嚢胞性変化が示唆される．出現細胞は結合性良好なシート状で，乳頭状構造はない．**右図**：構成細胞は均質で，豊富な顆粒状の細胞質と，異型に乏しい類円形核を伴う．

本例は嚢胞状の背景にシート状のアポクリン化生を示す上皮細胞が出現しており，アポクリン嚢胞と判断される．タンパク様物質を伴う例もある．②**乳管腺腫**はアポクリン化生上皮細胞を伴うが，乳頭状構造や非化生上皮細胞を混じ，単純な嚢胞ではない．③**顆粒細胞腫**は背景にも顆粒を伴うことがあり，細胞境界はより不明瞭である．④**充実腺管癌**は核異型を有し，細胞質の顆粒は目立たない．⑤**アポクリン癌**とは，核の重積性に乏しいこと，結合性が良好であること，核異型がないことより鑑別する．

Key word

アポクリン化生 (apocrine metaplasia)
- アポクリン嚢胞を含む乳腺症の部分像のほか，乳管内乳頭腫，乳管腺腫の一部にも出現する．乳管腺腫では核腫大がみられるため過剰判定に注意する．悪性腫瘍としてはアポクリン癌，アポクリン型の非浸潤性乳管癌や，多形型の小葉癌においてアポクリン分化を示すことがある．

Question 12

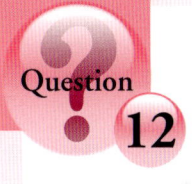

40歳代，女性
臨床情報：乳腺腫瘍
検体：腫瘤穿刺吸引(Pap. 染色，上：弱拡大，下：強拡大)

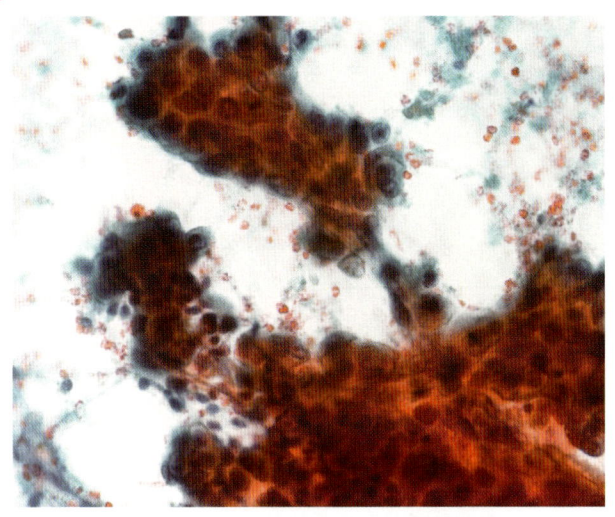

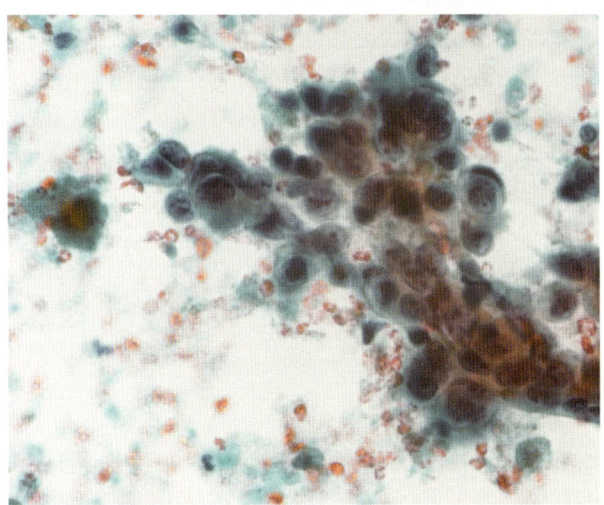

乳腺 ★☆☆

考えられる疾患は？

①線維腺腫，②乳管内乳頭腫，③乳頭腺管癌，④硬癌，⑤悪性葉状腫瘍

③乳頭腺管癌

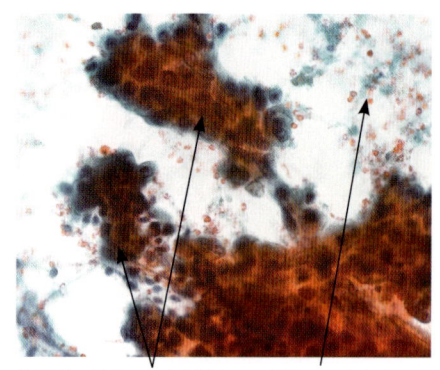

核異型の目立つ上皮細胞が乳頭状の増生を示している

背景には出血を伴っている

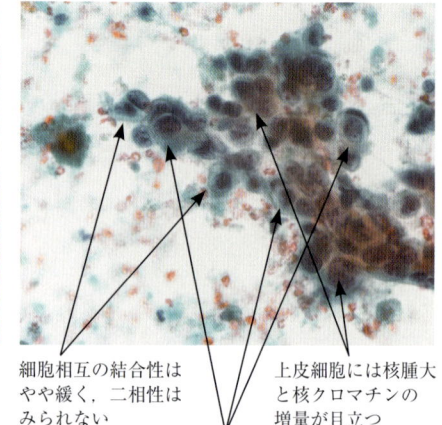

細胞相互の結合性はやや緩く、二相性はみられない

鋳型核が複数個みられる

上皮細胞には核腫大と核クロマチンの増量が目立つ

解説

左図：出血性背景に，核重積と分岐を伴う乳頭状の上皮細胞集塊を認める．ただし，線維血管性間質の介在は目立たない．**右図**：集塊には二相性を認めず，核腫大と核クロマチン増量の著しい高度核異型の乳管癌細胞が主体を占めている．集塊辺縁にはほつれ傾向も示唆される．また，鋳型核も認められる．

乳頭分岐状の上皮細胞集塊ではあるが，核異型が明らかで，①**線維腺腫**や②**乳管内乳頭腫**などの良性腫瘍は考えにくい．背景も出血性で，双極裸核細胞はみられない．異型細胞は結合性が良好で，肉腫様細胞よりなる⑤**悪性葉状腫瘍**とは異なる．④**硬癌**については，乳頭腺管癌成分を混じる広義のものとの鑑別は困難である．しかし，定型例では線状やくさび状などの小集塊を主体とし，本例の細胞像から硬癌を推定するには無理がある．

Key word

乳頭腺管癌(papillotubular carcinoma)
- 充実腺管癌，硬癌とともに浸潤性乳管癌の一型である．浸潤性癌胞巣が乳頭状あるいは管腔形成性（管状あるいは篩状）である場合と，乳管内癌成分が優勢で少量の浸潤癌を付随する場合がある．後者には面皰（コメド）型乳管内癌の症例が含まれる．したがって，細胞像は乳頭状～低乳頭状，篩状，面皰型など，主たる組織構築を反映したものが得られる．

Question 13

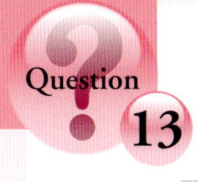

40歳代，女性
臨床情報：乳腺腫瘤
検体：腫瘤穿刺吸引（Pap. 染色，上：弱拡大，下：強拡大）

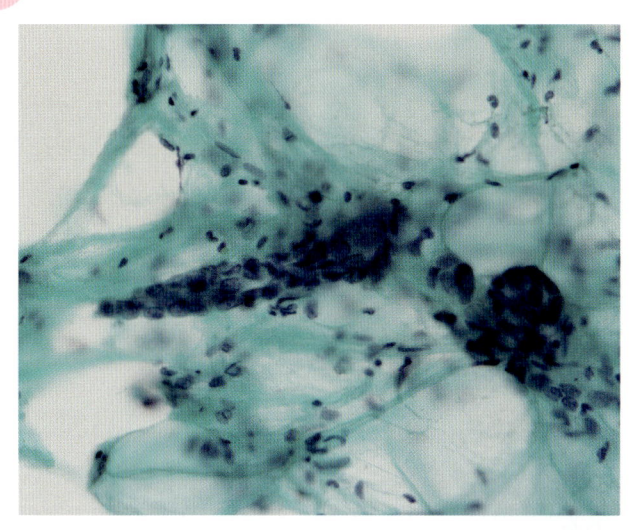

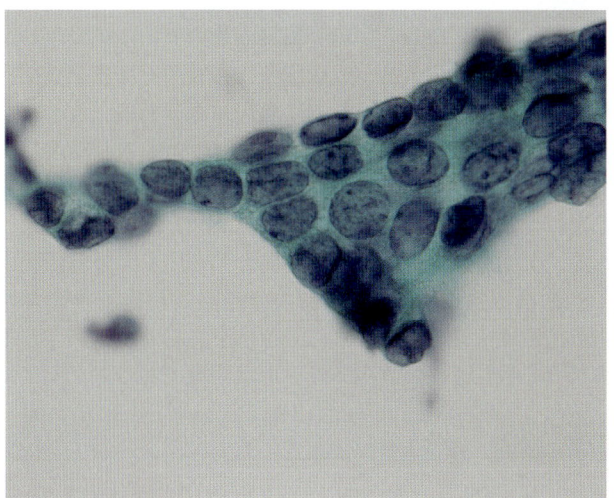

乳腺 ★☆☆

考えられる疾患は？

①線維腺腫，②乳管内乳頭腫，③充実腺管癌，④硬癌，⑤髄様癌

④硬癌

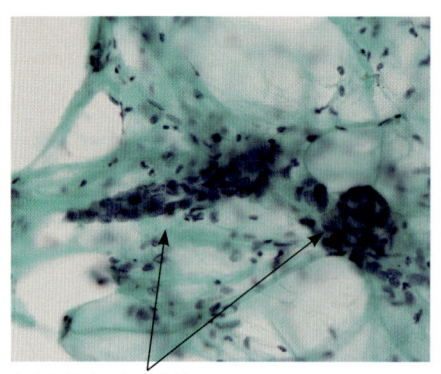

脂肪組織内に細胞集塊が認められる

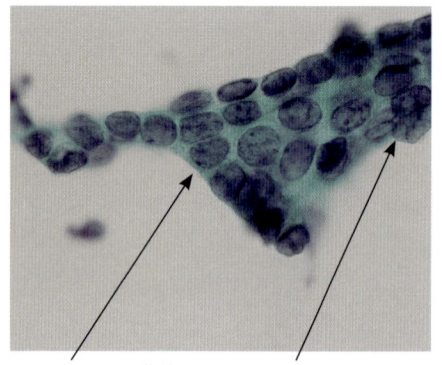

くさび状の細胞集塊がみられる

細胞の配列は不規則で，核形不整も認められる

解説

左図：脂肪細胞を含む結合組織内に細胞集塊が認められる．右図：腫瘍細胞は圧排された形で，くさび状を呈している．細胞の配列は不規則で，一部で核の重なりが認められる．腺上皮細胞と筋上皮細胞の二相性のパターンは認められない．核形不整がみられ，クロマチンは部分的に粗顆粒状である．

①**線維腺腫**の細胞集塊は結合性が強く，シート状で核間距離も均等で，また，二相性のパターンが認められる．②**乳管内乳頭腫**では細胞集塊の核の大きさが均一で，クロマチンの増量もみられない．アポクリン化生細胞や扁平上皮様細胞を認めることもある．③**充実腺管癌**は細胞間の結合性が弱く，腫瘍細胞は不規則な重積性集塊ないしは孤立散在性に認められる．N/C比は高く，核の大小不同も認められる．⑤**髄様癌**はリンパ球を背景に大型核を有する腫瘍細胞が孤立散在性ないしは緩い結合性を示し認められる．核小体は明瞭である．

Key word

硬癌(scirrhous carcinoma)
- 細胞診では数列の線状，腺管状，索状，くさび状などの細胞集塊として認められる．小葉癌との鑑別を要することがあるが，小葉癌よりも核の不整が目立ち，クロマチンもやや粗顆粒状である．間質に浸潤する場合は本例のように小集塊状を呈することがある．

Question 14

30歳代，女性
臨床情報：乳腺腫瘤
検体：腫瘍穿刺吸引(Pap. 染色，上：弱拡大，下：強拡大)

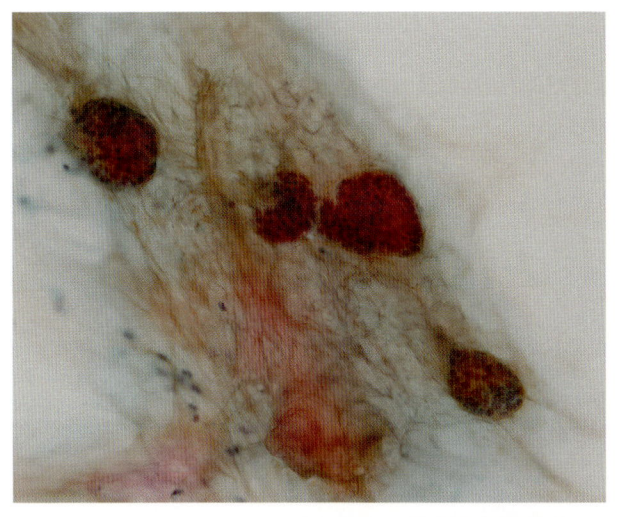

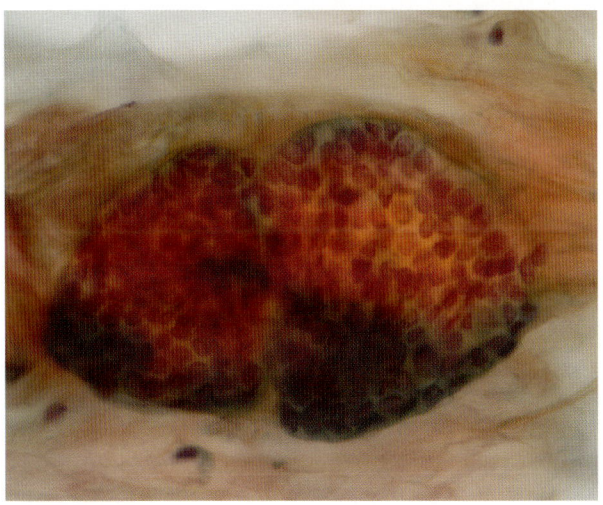

乳腺 ★★☆

考えられる疾患は？

①線維腺腫，②乳管内乳頭腫，③ mucocele-like tumor, ④硬癌，⑤粘液癌

⑤粘液癌

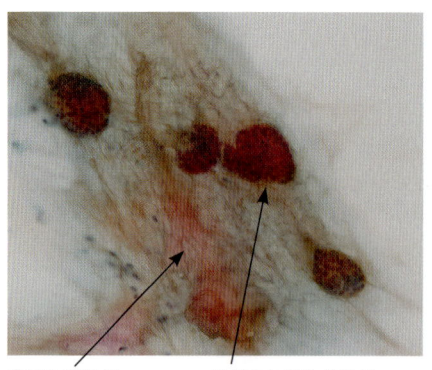

背景に粘液が認められる

粘液内に細胞集塊が浮遊している

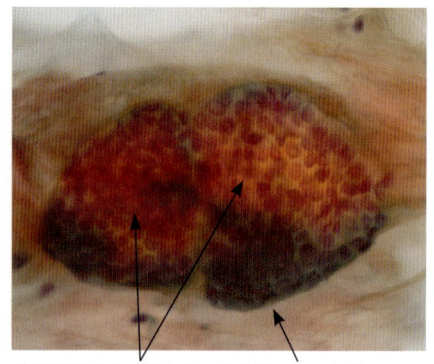

核密度は高く，筋上皮細胞は認められない

結合性のよい小型の細胞集塊がみられる

解説

左図：背景には粘液が認められ，その中に浮遊するような形で，結合性のよい小型の細胞集塊がみられる．糸を引くような粘稠性がうかがえる粘液である．右図：比較的小型の細胞からなる集塊で，核は密に配列している．明らかな筋上皮細胞は認められない．

①**線維腺腫**でも背景に粘液が目立つ症例があるが，上皮細胞集塊では筋上皮細胞が確認できる．②**乳管内乳頭腫**では結合性の強い大型集塊でみられることが多く，通常，背景に粘液は認められない．③ mucocele-like tumor では背景に粘液を認めるがその粘稠性は乏しく，採取細胞量も少ない．④**硬癌**では採取細胞量は少ないことが多く，小型の腫瘍細胞が孤立性ないしは索状に認められる．

Key word

粘液癌（mucinous carcinoma）
- 背景の粘液が診断に重要であるが，一部に粘液癌の成分を認める浸潤性乳管癌や，粘液産生性の非浸潤性乳管癌も存在する．確信が持てない場合は"carcinoma with mucinous features"と診断しておく．

粘液性背景（mucinous background）
- 背景に粘液がみられる疾患としては，線維腺腫，mucocele-like tumor，粘液癌が重要である．

Question 15

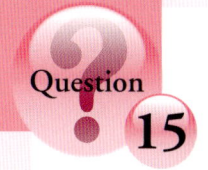

60歳代，男性
臨床情報：肺野に異常陰影
検体：気管支洗浄（上：Pap.染色，下：ベルリンブルー染色）

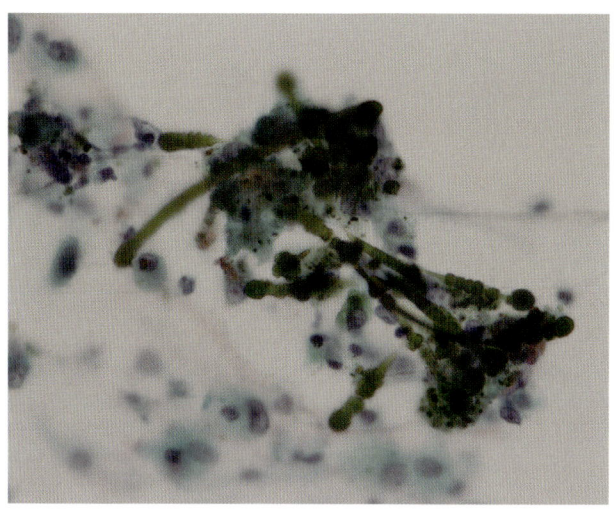

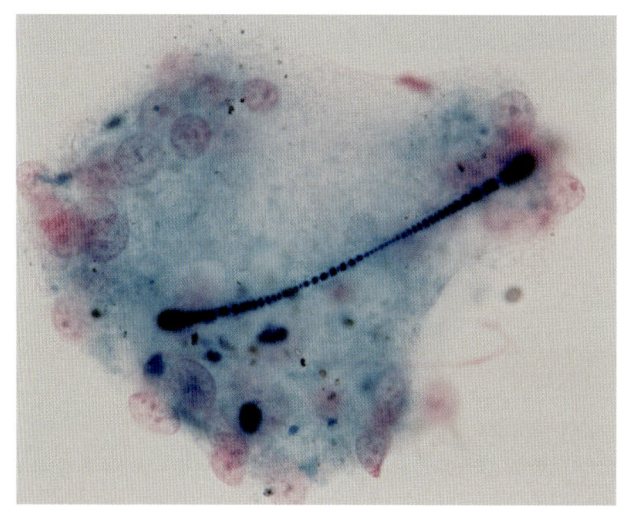

呼吸器 ★☆☆

考えられる疾患は？

①クリプトコッカス，②アスペルギルス，③クルシュマン螺旋体，
④シャルコー・ライデン結晶，⑤アスベスト小体

⑤アスベスト小体

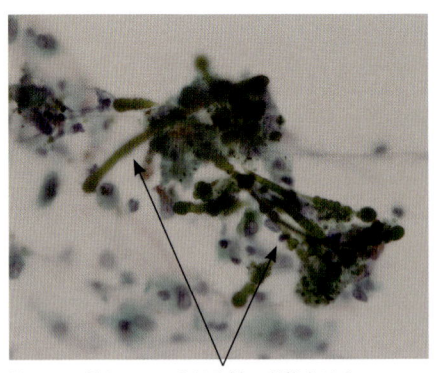

鉄アレイ様ないしは串団子様の形態を示す緑褐色の構造物が認められる

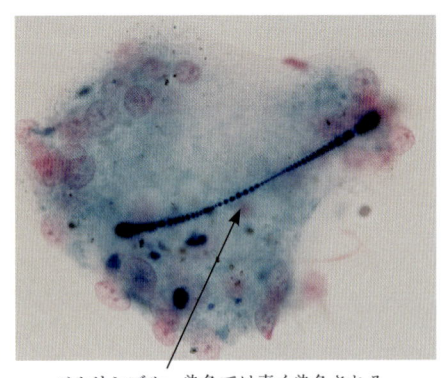

ベルリンブルー染色では青く染色される

> **解説**

左図：鉄アレイを連想させる形態を示す緑褐色の構造物が認められる．**右図**：主にヘモジデリンを染める染色法であるベルリンブルー染色で青く染色される．①**クリプトコッカス**は球形ないし涙滴状の分芽胞子として出現し，莢膜を有する．パパニコロウ染色では無色である．②**アスペルギルス**は45°に分枝する菌糸で，隔壁を有する．③**クルシュマン螺旋体**は螺旋状の粘液様の構造物で，中心部はヘマトキシリンに染まり，周囲は透明である．喘息，気管支炎，肺結核，肺癌などでみられる．④**シャルコー・ライデン結晶**は菱形八面体の結晶物で，オレンジG，エオジンに染まる．好酸球が崩壊し，細胞質内の顆粒が再結晶したもので，喘息，肺吸虫症などの好酸球浸潤の強い疾患で出現しやすい．

> **Key word**

アスベスト小体（asbest body, ferruginous body）
- アスベスト線維がフェリチンやヘモジデリンなどで被覆されたもので，含鉄小体ともよばれる．パパニコロウ染色では黄緑色，黄褐色，茶褐色，あるいは黄金色に染まる．ベルリンブルー染色では青色に染色される．鉄アレイ状，串団子様，あるいは鎖状の構造物として認められる．
- アスベスト（石綿）を長期にわたり吸引することにより形成され，珪肺，悪性中皮腫，肺癌などとの関連性が指摘されている．

Question 16

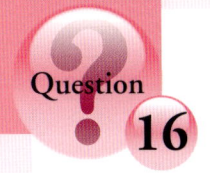

60歳代，男性
臨床情報：喘息，慢性咳嗽
検体：喀痰（Pap. 染色，上：弱拡大，下：強拡大）

呼吸器 ★★★

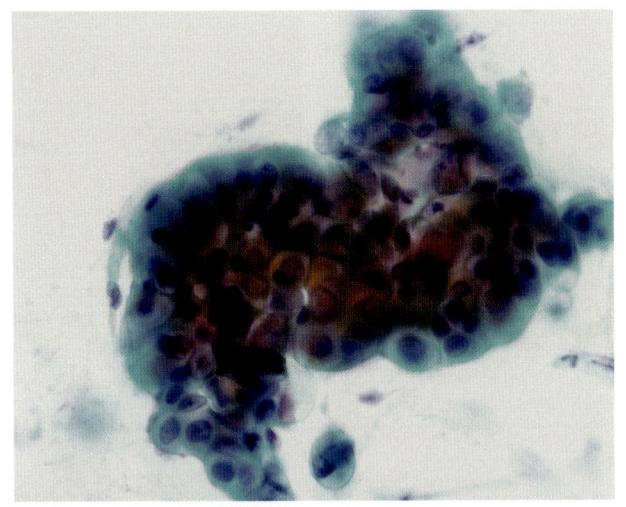

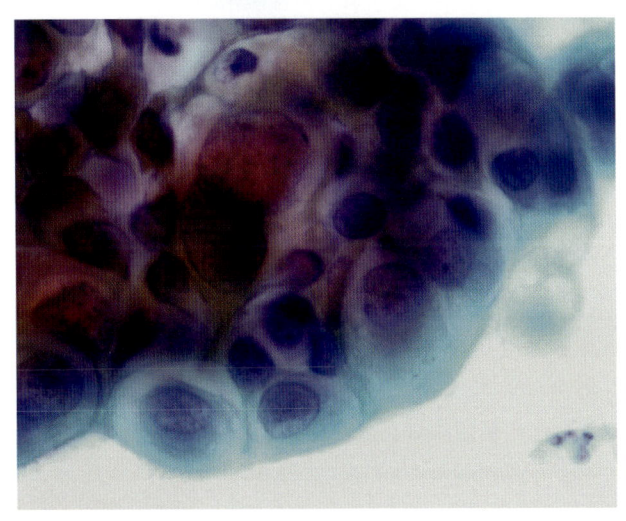

考えられる疾患は？

①Creola bodies，②扁平上皮化生細胞，③腸上皮化生細胞，④肺腺癌，⑤転移性腺癌

Answer

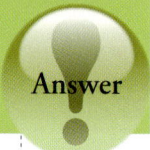

① Creola bodies

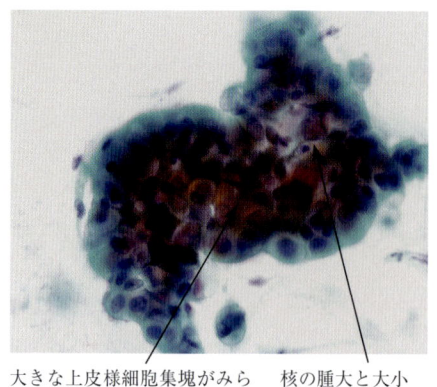

大きな上皮様細胞集塊がみられ，集塊の中がみえにくい

核の腫大と大小不同を伴う

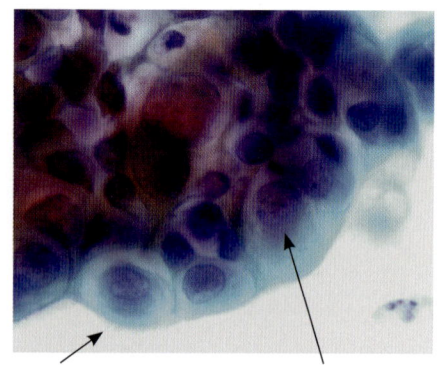

線毛が認められる

核は基底側に位置し，核縁は整で，クロマチンは細顆粒状である

解説

左図：大きな上皮様細胞集塊がみられ，集塊の中がみえにくい．一部核の腫大と大小不同を伴い，腺癌との区別が問題となる．右図：細胞は円柱状で，腫大した核もみられるが，核縁は平滑でクロマチンは細顆粒状である．一部に線毛がみえる．②**扁平上皮細胞**では，核は中心性で，紡錘状の流れるような構造や厚みのある細胞質などがみられる．③**腸上皮化生細胞**では，樽型の杯細胞や刷子縁が認められる．線毛はみられない．④**腺癌**，⑤**転移性腺癌**ではともに核の多形，核縁の不整，クロマチンの増量がみられ，核小体などもみられる．線毛はみられない．

Key word

喘息（asthma）
- 喘息で認められる細胞所見には，杯細胞増生，Creola bodies，クルシュマン螺旋体(Curschmann's spirals)，好酸球，シャルコー・ライデン結晶(Charcot-Leyden crystals)などがある．

Creola bodies
- 円柱上皮細胞の集塊で，喘息，慢性気管支炎などで出現し，腺癌との鑑別を要する．核異型は乏しく，集塊辺縁は平滑で，線毛がみられる．Creola bodies は上記所見を呈した患者名にちなんでつけられた．

Question 17

70歳代，女性
臨床情報：全身性強皮症，ニューモシスチス肺炎疑い
検体：喀痰（Pap. 染色，上：弱拡大，下：強拡大）

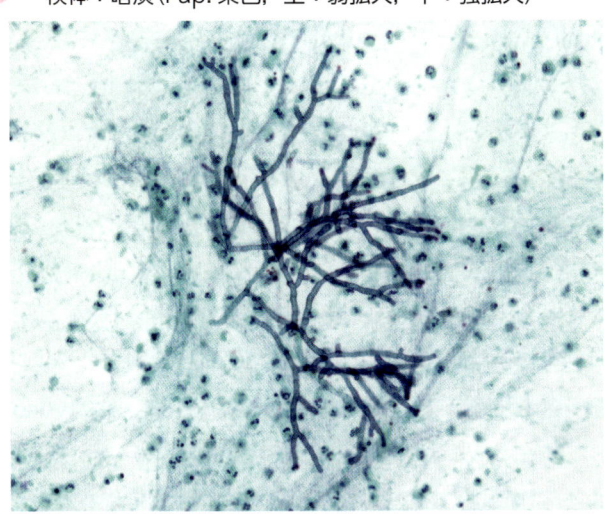

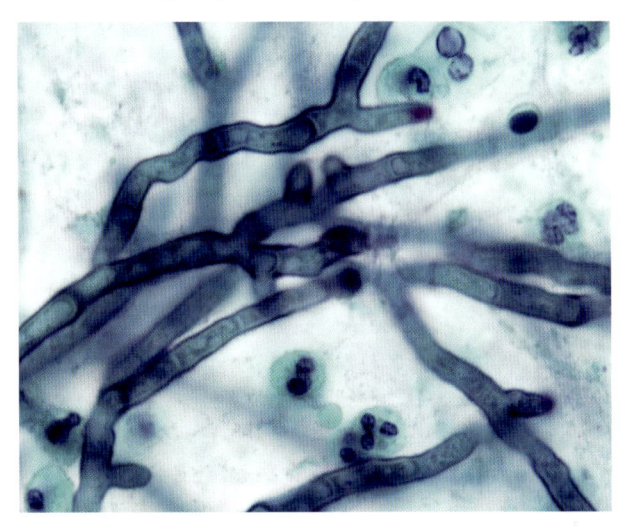

呼吸器 ★☆☆

考えられる疾患は？

①誤嚥による食物残渣，②肺膿瘍からの弾性線維，③カンジダ症，④アスペルギルス症，⑤ムコール症

④アスペルギルス症

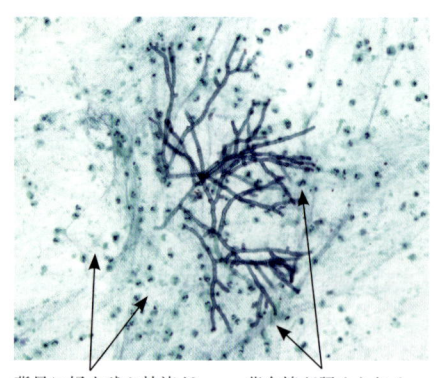

背景に好中球や粘液が認められる　　菌糸塊が認められる 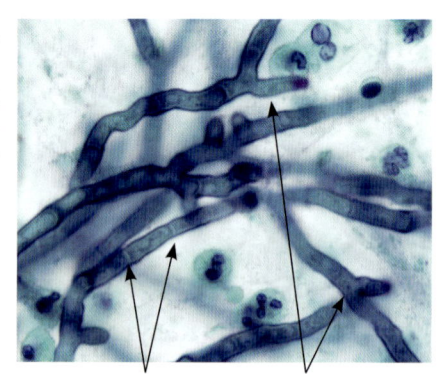　　菌糸内に隔壁がみられる　　Y字型の分岐を示す

解説

左図：好中球と粘液を背景に菌糸塊が認められる．**右図**：菌糸はY字型（約45°）の分岐を示し，菌糸内には隔壁を有する．
①植物による**食物残渣**は複数の細胞壁を有する大型構造がみられる．②**弾性線維**は淡く染色され，隔壁や分岐はみられない．③**カンジダ症**では呼吸器感染は少なく，口腔由来の場合がある．細く隔壁のない偽菌糸を示し，酵母型の菌が混在する．⑤**ムコール症**は菌糸が太く，隔壁に乏しく，直角に分岐する．

Key word

アスペルギルス症 (aspergillosis)
- *Aspergillus fumigatus* の感染の他に *A. flavor*, *A. niger* などがある．3〜5μmの太さで隔壁を有し，45°に分岐する．花弁のような分生子は好気的条件でのみ認められる．シュウ酸結晶がしばしばみられ，感染の指標となることがある．*A. niger* では黒褐色の色素沈着を伴う．

アレルギー性気管支肺アスペルギルス症
(allergic bronchopulmonary aspergillosis)
- ごく少数のアスペルギルスに対しても喘息様症状を呈する疾患で，粘稠度の高い粘液内に少数の真菌が認められることがある．診断にはPAS染色やグロコット染色などの銀染色が有効である．

Question 18

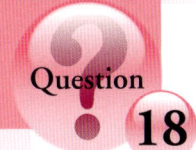

60歳代，男性
臨床情報：肺腫瘍
検体：気管支擦過(Pap. 染色，上：強拡大，下：強拡大)

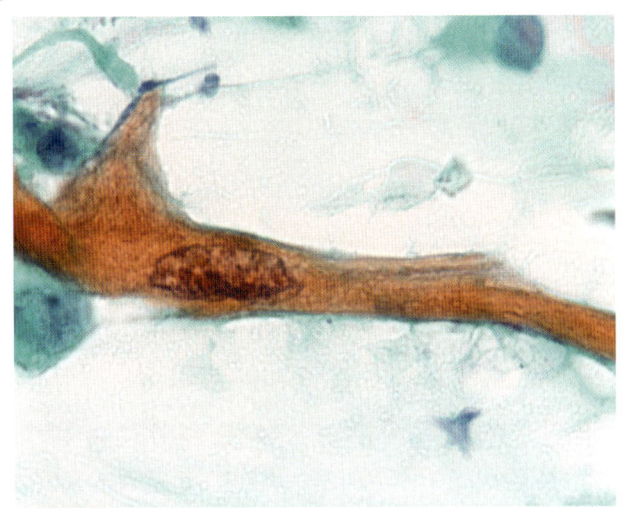

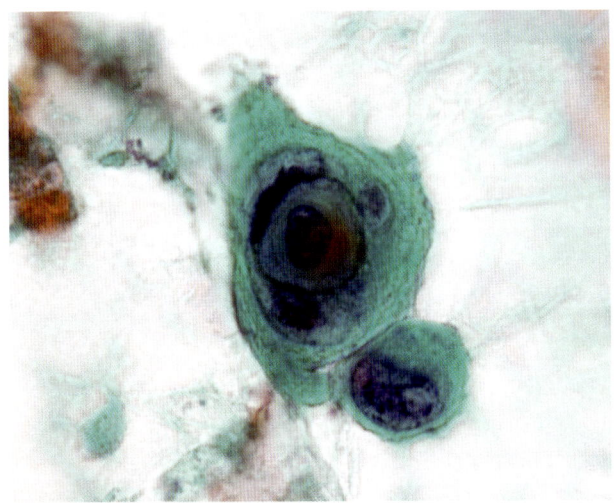

呼吸器 ★☆☆

考えられる疾患は？

①頭頸部由来の変性扁平上皮細胞，②扁平上皮化生細胞，③中等度異型扁平上皮細胞，④扁平上皮癌，⑤腺扁平上皮癌

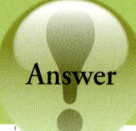

④扁平上皮癌

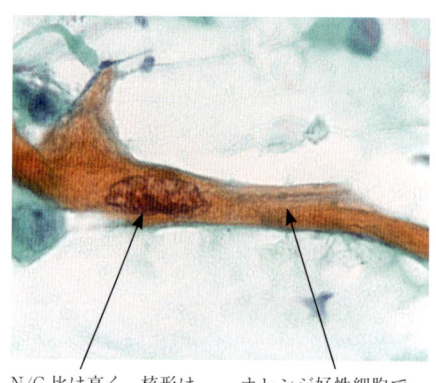

N/C 比は高く，核形は不整で，核縁の肥厚が所々にみられる

オレンジ好性細胞で，細長く変形した異型細胞がみられる

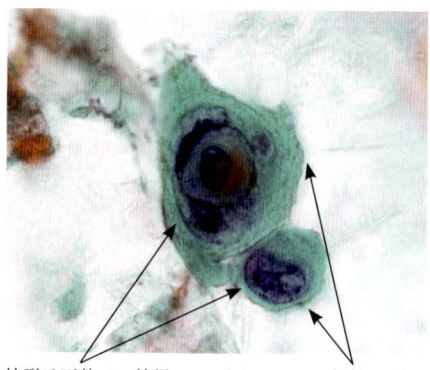

核形は不整で，核縁は肥厚し，粗なクロマチンを有する

ライトグリーン好性で厚みのある細胞質を有する異型細胞がみられる．中心部の細胞では同心円状，層状構造がみられる

解説

左図：オレンジ好性で，細長く細胞質が伸びた異型細胞が認められる．核は中心性で，大きく，細胞の短径の大部分を占める．核縁の肥厚と核形不整がみられ，粗なクロマチンを有する．右図：細胞質がライトグリーン濃染性の異型細胞が認められる．中心部では同心円状に層形成がみられる．核は大きく，N/C 比も高く，核縁の肥厚と核形不整がみられる．

①頭頸部由来の変性扁平上皮細胞や②扁平上皮化生細胞は N/C 比は低く，核形不整も乏しい．③中等度異型扁平上皮細胞では，異型の程度は軽度で，N/C 比も，本例よりも小さい．⑤腺扁平上皮癌は，一部に腺への分化を伴う．

Key word

扁平上皮癌（squamous cell carcinoma）
- 扁平上皮癌は小細胞型，基底細胞型，淡明細胞型など細胞形態に幅があるが，一般的には核は中心性で，粗なクロマチンと核小体を有する．クロマチンの凝縮した核も特徴的である．細胞診で浸潤の有無を予測することは困難であるが，核小体が目立つ場合は浸潤癌の可能性が高い．

小細胞型扁平上皮癌（small cell variant of squamous cell carcinoma）
- 小型で細胞質に乏しく，ときに小細胞癌との区別が問題となる．小細胞癌のように核線は目立たず，鋳型状配列は乏しい．

Question 19

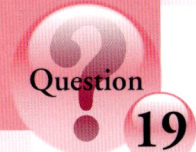

70歳代，女性
臨床情報：肺尖部異常陰影
検体：気管支擦過（Pap. 染色，上：弱拡大，下：強拡大）

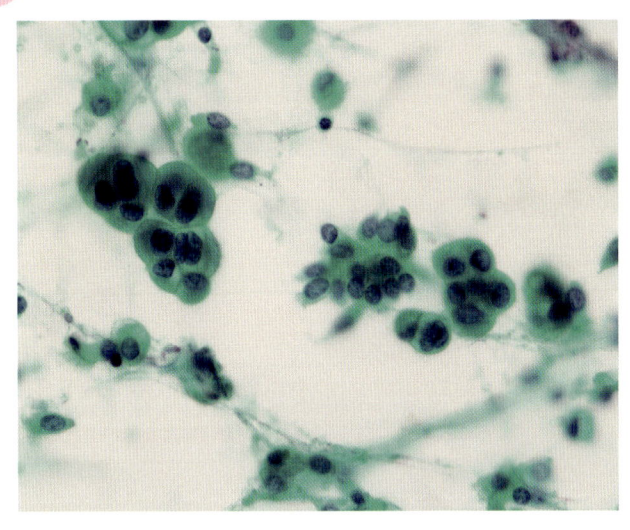

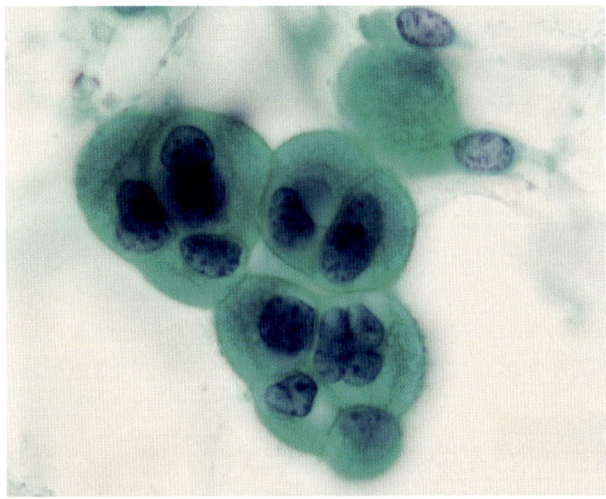

呼吸器 ★★☆

考えられる疾患は？

①反応性気管支上皮細胞，②硬化性血管腫，③カルチノイド，④腺癌，
⑤悪性中皮腫

ベーシック篇／呼吸器

Answer

④腺癌

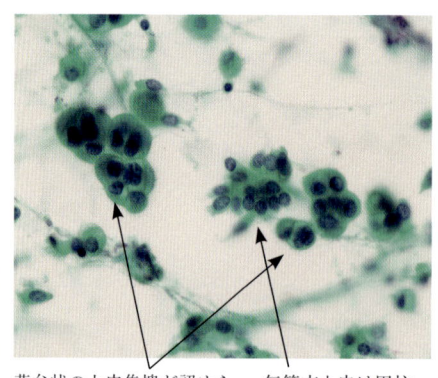

花弁状の上皮集塊が認められる．核はやや大型で，クロマチンの増量を伴う

気管支上皮は円柱状で，核は小型であり，クロマチンの増加は乏しい

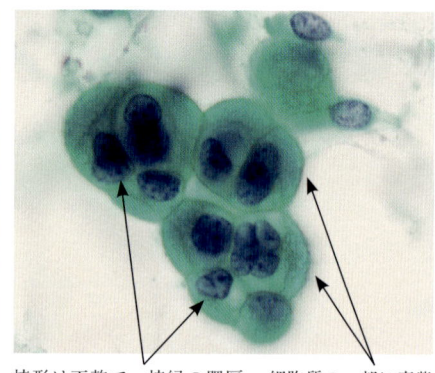

核形は不整で，核縁の肥厚と核小体がみられる．核間距離や配列は不整である

細胞質の一部に青紫色の粘液がうかがわれる

解説

左図：気管支上皮細胞とともに異型腺上皮細胞の集塊がみられる．細胞は花弁状に軽度外方に突出し，末梢気道由来の上皮を示唆する．気管支上皮細胞や組織球の核に比べ核はやや大きく，クロマチンの増量がみられる．右図：核形は不整であり，核縁の肥厚とクロマチンの増量，凝集がみられる．核は偏在傾向にあり，配列や核間距離は不整である．細胞質は空胞状で，細胞境界は明瞭である．細胞表面に粘液と思われる淡青紫色の変化がみられる．

①**気管支上皮細胞**は細長い形状で，線毛がみられ，核は均質である．②**硬化性血管腫**ではクロマチンの増量に乏しく，核は一様で，ときに紡錘形細胞をみる．③**カルチノイド**は顆粒状クロマチンを有し，細胞は比較的一様である．⑤**悪性中皮腫**では，細胞間の空隙や辺縁が淡く中心が厚い細胞質，コブ状の細胞質突出あるいは細胞内陥入などがみられる．悪性中皮腫には粘液は通常みられない．

Key word

肺胞上皮癌（bronchioloalveolar carcinoma）
● 肺胞上皮癌という言葉は，現在では一般的に非浸潤性の肺胞上皮置換性の癌のことを指す．しかしながら，肺炎様に広がる粘液産生型の高分化腺癌や単に肺胞上皮への分化を示す癌など，時代や人によって意味や解釈が異なるので，使用の際には注意が必要である．

Question 20

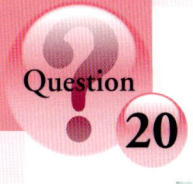

70歳代，男性
臨床情報：肺門部腫瘍
検体：喀痰（Pap. 染色，上：弱拡大，下：強拡大）

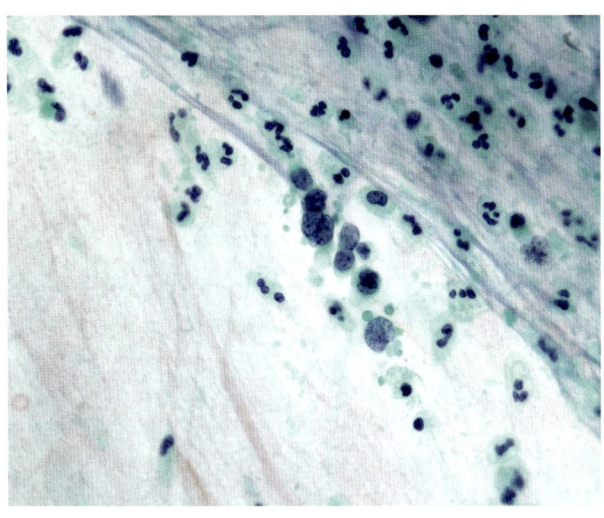

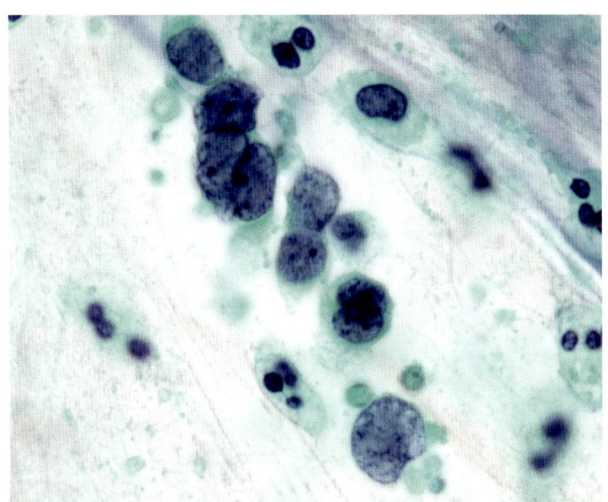

呼吸器 ★☆☆

考えられる疾患は？

①カルチノイド，②扁平上皮癌，③大細胞神経内分泌癌，④小細胞癌，⑤悪性リンパ腫

④小細胞癌

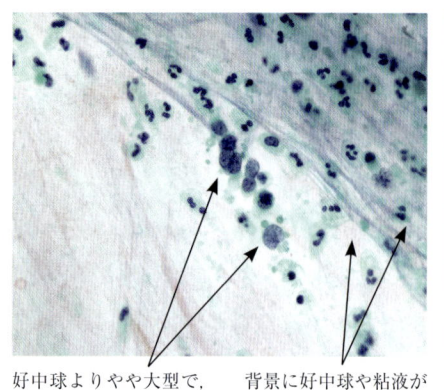

好中球よりやや大型で，細胞質の乏しい小型異型細胞が認められる

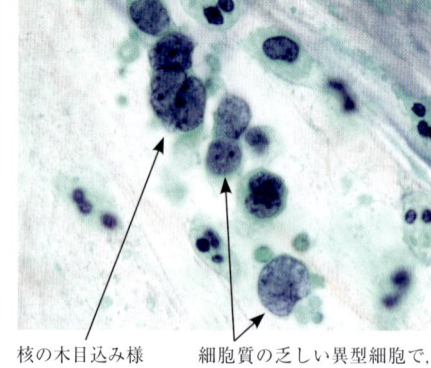

背景に好中球や粘液が認められる

核の木目込み様配列がみられる

細胞質の乏しい異型細胞で，一部結合性を有する．クロマチンの増加をみるがほぼ均等に分布している

解説

左図：粘液と好中球を背景に，好中球と同等かそれより大きな異型細胞が認められる．**右図**：異型細胞はやや大小不同があり，細胞質が少ない．クロマチンは微細顆粒状で一様に増加している．核小体は目立たない．一部鋳型状(あるいは木目込み様)配列がみられる．

①**カルチノイド**はごま塩状のクロマチンで，核小体がみられ，顆粒状の細胞質を有する．クロマチンの増量は小細胞癌に比べ少ない．②**扁平上皮癌**では，両染性の細胞質を有し，クロマチンは粗な顆粒状で，通常核小体を有する．③**大細胞神経内分泌癌**は鑑別困難例もあるが，典型的なものでは細胞質を有し，核は大型で多形性がある．クロマチンはやや粗であり，核小体が目立つことが多い．大型集塊がよくみられる．⑤**悪性リンパ腫**は結合性に乏しく，核の切れ込みを示し，鋳型状配列はみられない．

Key word

小細胞癌(small cell carcinoma)
- リンパ球より大型で，細胞質に乏しい細胞が，鋳型状(あるいは木目込み様)配列を示す．通常核小体はみえないが，気管支擦過では核内構造や核小体がみられることがある．結合性は緩いが，胸水中では比較的大きな集塊を形成することがあるので注意が必要である．

Question 21

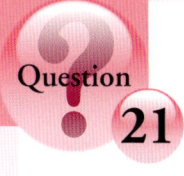

70歳代，男性
臨床情報：肺腫瘍
検体：気管支擦過（Pap. 染色，上：弱拡大，下：強拡大）

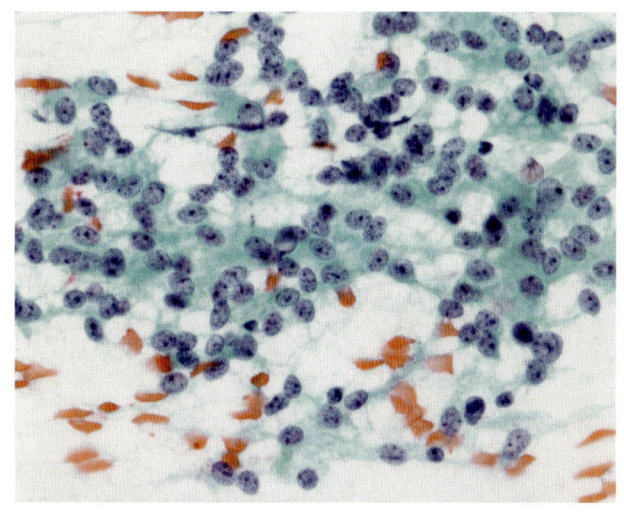

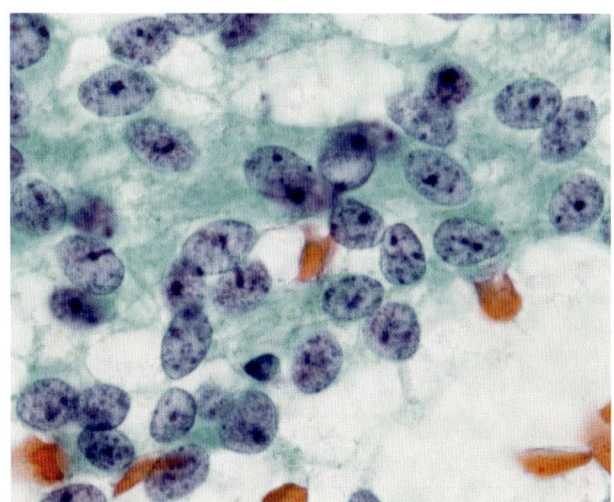

呼吸器 ★★☆

考えられる疾患は？

①硬化性血管腫，②カルチノイド，③腺癌，④大細胞神経内分泌癌，⑤小細胞癌

②カルチノイド

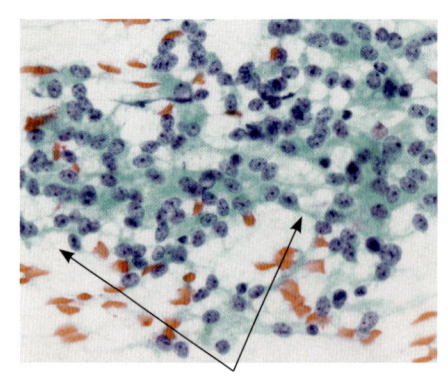

淡いレース状の細胞質を有する均質な細胞が豊富にみられる

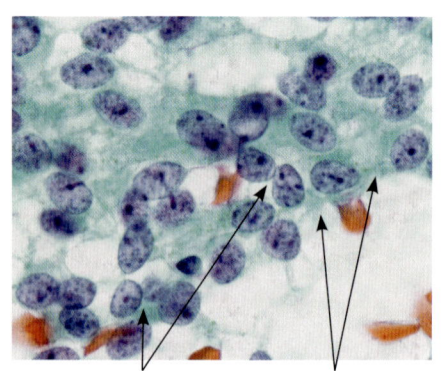

核は類円形で核縁は整，顆粒状クロマチンと核小体がみられる

細胞質は顆粒状で，境界は不明瞭

解説

左図：赤血球に富む背景に結合性の緩やかな上皮集塊が認められる．核は比較的均質である．右図：細胞境界は不明瞭で，細胞質は顆粒状である．核は卵円形で，核縁はほぼ整である．クロマチンは顆粒状でやや明るい．1～2個の比較的均質な核小体が認められる．一部ロゼット様配列がうかがわれる．

カルチノイド以外はごま塩状のクロマチンに乏しく，**①硬化性血管腫**は，クロマチンは淡く，背景の泡沫細胞やヘモジデリンが参考となる．**③腺癌**は多形性がみられ，腺様配列を示す．細胞の不均一性が参考となる．**④大細胞神経内分泌癌**は，大型でクロマチンの著増，核形不整を示し，壊死や核分裂像がみられる．**⑤小細胞癌**は細胞質が乏しく，一様な濃いクロマチンの増量，鋳型状配列を示す．

Key word

カルチノイド（carcinoid）
- 低悪性度の神経内分泌腫瘍で，肺腫瘍の1～2％を占め，若年者では比率が高くなる．喀痰でみることはまれである．均質な核で，ごま塩状のクロマチンや顆粒状の細胞質が特徴的である．孤立性～疎な結合性，血管結合織を伴う乳頭状集塊としてみられる．なお，肺の神経内分泌腫瘍としては，カルチノイド，異型カルチノイド，小細胞癌，大細胞神経内分泌癌がある．

Question 22

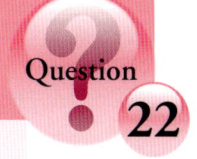

40歳代，女性
臨床情報：甲状腺両葉のびまん性腫大
検体：甲状腺穿刺吸引（上：Pap. 染色，中拡大，下：Giemsa 染色，強拡大）

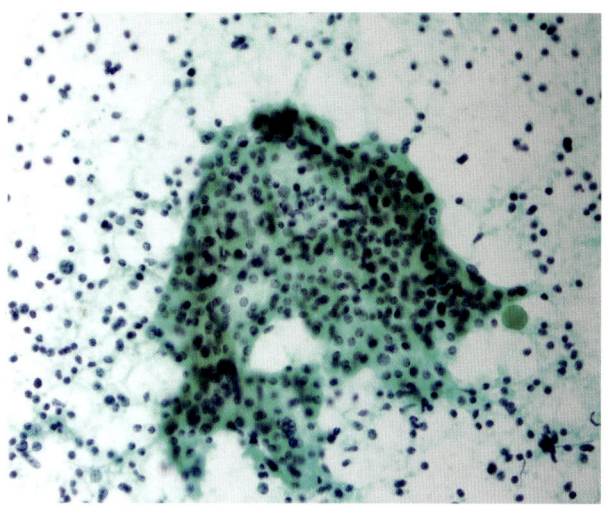

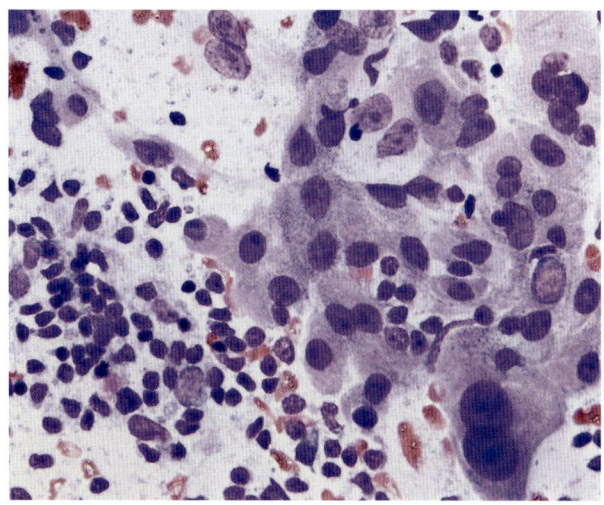

甲状腺 ★★☆

考えられる疾患は？

①橋本病，②濾胞性腫瘍，③乳頭癌，④未分化癌，⑤悪性リンパ腫

①橋本病

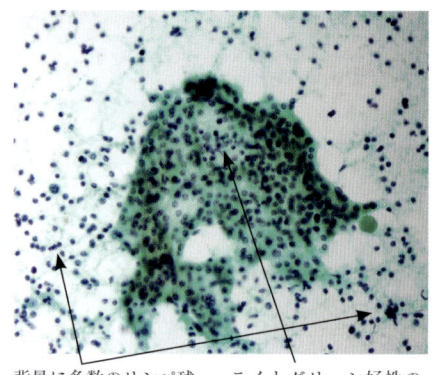

背景に多数のリンパ球が出現している

ライトグリーン好性の平面的な上皮細胞集塊を認める

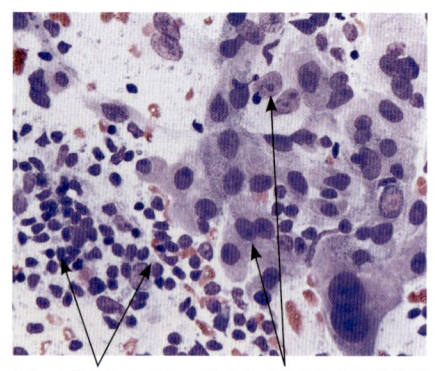

リンパ球のサイズには大小不同がある

核小体のみられる好酸性細胞で，N/C比は高くない

解説

左図：背景に多数のリンパ球が出現し，内部に重積性に乏しいライトグリーン好性で，顆粒状細胞質を有する濾胞上皮細胞の平面的な細胞集塊を認める．**右図**：出現リンパ球は異型に乏しく，平面的な細胞濾胞上皮はしばしば好酸性を呈する．核小体の出現をみることがあるが，N/C比は高くない．
②**濾胞性腫瘍**，③**乳頭癌**，④**未分化癌**ではリンパ球性背景を呈さず，腫瘍性上皮成分が多数出現する．⑤びまん性大細胞型**悪性リンパ腫**では核小体の出現した大型異型リンパ球の単調な出現をみる．通常上皮細胞集塊は認められない．一方，MALTリンパ腫では出現リンパ球の異型の程度が軽く，判断が難しいことが多い．

Key word

橋本病(Hashimoto disease, Hashimoto thyroiditis)
- 中年女性に多い自己免疫疾患で，血中サイログロブリン抗体，ミクロゾーム抗体が上昇する．
- 甲状腺機能低下をきたし，両葉に硬いびまん性腫大を生じる．
- 甲状腺悪性リンパ腫の背景疾患になりうる．
- 臨床情報がない状態での細胞診断はまれであり，上記所見がみられれば推定可能なことが多い．
- 組織学的鑑別診断：MALTリンパ腫，Riedel甲状腺炎．

Question 23

50歳代，女性
臨床情報：甲状腺腫瘤
検体：甲状腺穿刺吸引（上：Giemsa染色，弱拡大，下：Pap.染色，強拡大）

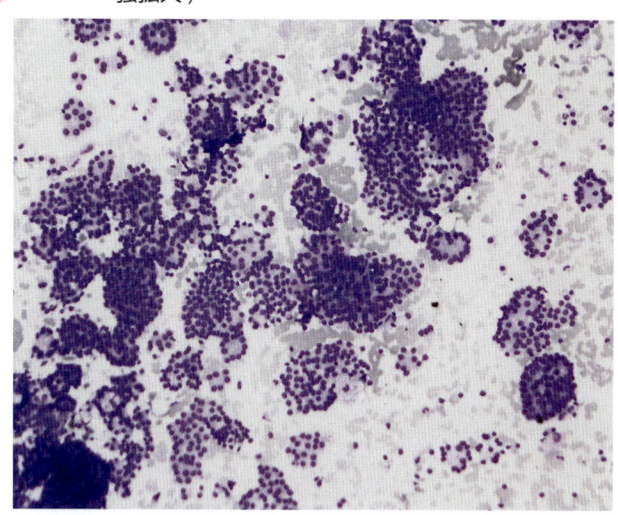

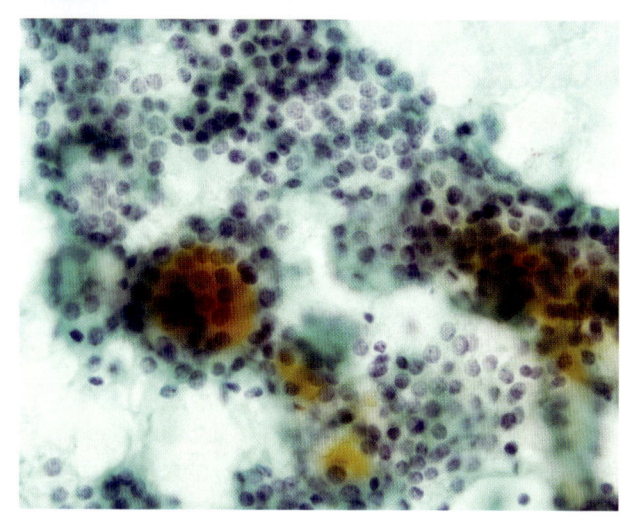

甲状腺 ★★☆

考えられる疾患は？

①腺腫様甲状腺腫，②濾胞性腫瘍，③乳頭癌，④髄様癌，⑤悪性リンパ腫

②濾胞性腫瘍

背景にコロイドは乏しい　　小濾胞状の上皮細胞集塊が多数出現している　　コロイドを入れる小型濾胞構造がみられる　　均一円形核細胞からなる軽度重積性細胞集塊がみられる

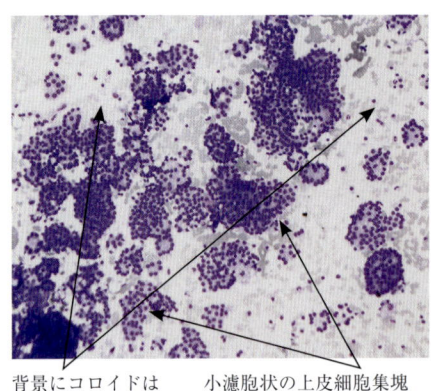

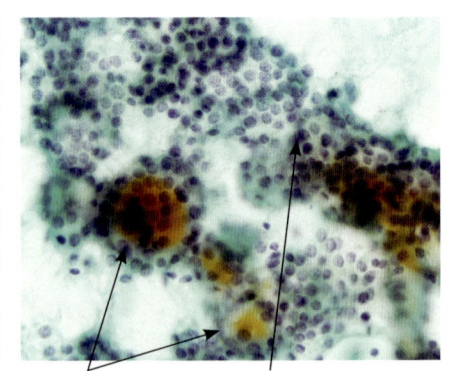

解説

左図：コロイドに乏しい背景内に，小濾胞状集塊が多数出現している．右図：均一円形核細胞からなる軽度重積性の濾胞上皮細胞集塊と，内部にオレンジ色を呈するコロイドを入れる小濾胞状構造がみられる．乳頭癌の核所見は認めない．濾胞腺腫と比べて濾胞癌ではより採取細胞量が多く，核形不整とクロマチン増量をみるが，細胞診での良悪性の判定は困難である．
①**腺腫様甲状腺腫**ではコロイド背景内にシート状の上皮細胞集塊が出現する．③**乳頭癌**では繊細な核網，核溝，核内細胞質封入体が特徴的である．④**髄様癌**ではごま塩状核クロマチンを有する類円形〜紡錘形細胞が出現し，背景にアミロイドをみる．⑤**悪性リンパ腫**では結合性に乏しい大型異型リンパ球が単調に出現する．

Key word

濾胞性腫瘍(follicular neoplasm)，**濾胞性病変**(follicular lesion)
- 通常，線維性の被膜形成を有する単発結節で，周囲甲状腺組織との境界は明瞭である．
- 核異型性は良悪性の判断の根拠とされず，組織標本における被膜浸潤，脈管浸潤の有無，あるいは遠隔転移の存在によって判定される．
- 細胞診断上は，濾胞性腫瘍(ないしは濾胞性病変)と判断し"鑑別困難"と判定せざるを得ない．

Question 24

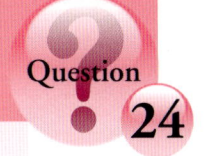

30歳代，女性
臨床情報：甲状腺内多発腫瘤．
　　　　　超音波検査にて石灰化を伴う
検体：甲状腺穿刺吸引(Pap.染色，上：弱拡大，下：強拡大)

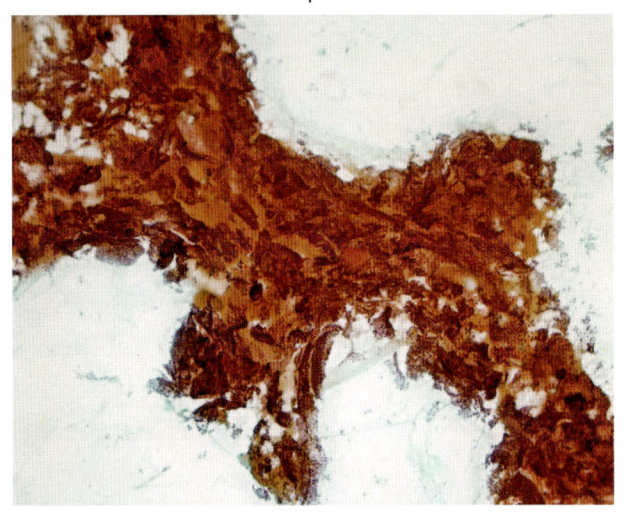

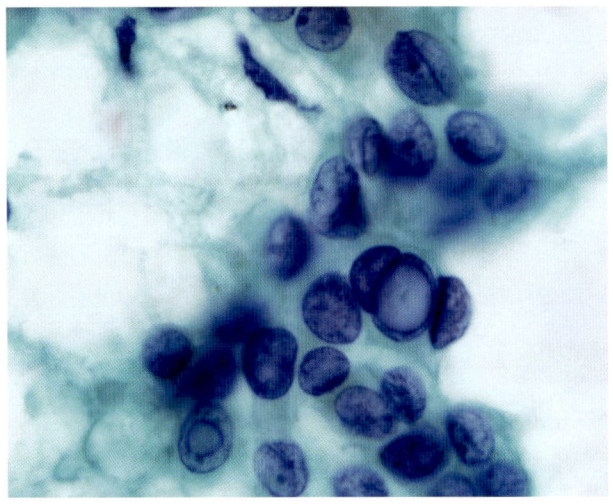

甲状腺 ★★☆

考えられる疾患は？

①乳頭癌，②濾胞性腫瘍，③髄様癌，④未分化癌，⑤悪性リンパ腫

①乳頭癌

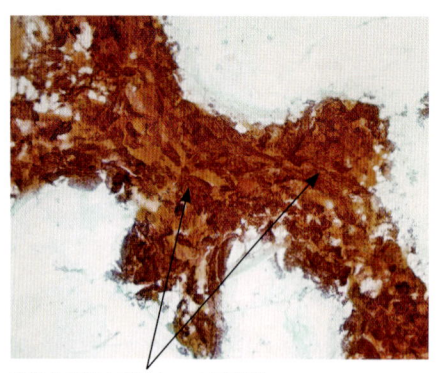

比較的清明な背景に，大型乳頭状集塊が出現している

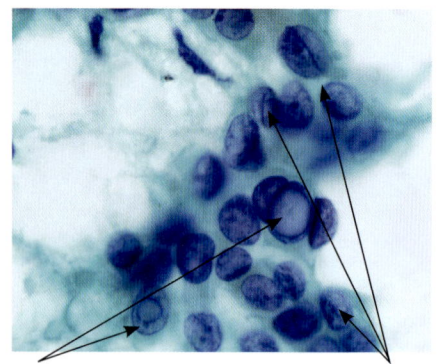

核内細胞質封入体

繊細な核クロマチン，核溝が認められる

> **解説**

左図：比較的清明な背景内に，大型乳頭状上皮集塊が出現している．右図：核間距離が不均等で，繊細な核クロマチン，核溝，核内細胞質封入体を認める．異常な濃縮コロイド（ロービーコロイド）や多核巨細胞，砂粒体が出現することがある．

②**濾胞性腫瘍**ではしばしば血性背景内に小型濾胞が出現し，繊細なクロマチンパターンや核溝所見を欠く．③**髄様癌**ではごま塩状核を呈する腫瘍細胞がアミロイド背景内に集塊状，散在性に認められる．④**未分化癌**では好中球性背景内に大型多形性〜紡錘形を示す高度異型細胞が出現する．⑤**悪性リンパ腫**では結合性に乏しい大型異型リンパ球様細胞が多数認められ，上皮細胞の出現を欠く．

> **Key word**

甲状腺乳頭癌（papillary thyroid carcinoma）
- 甲状腺癌全体の約9割を占める最も頻度の高い組織型．あらゆる年代に発生し，頸部リンパ節転移率が高いが生命予後は良好である．甲状腺細胞診の第一の役割は乳頭癌を正確に診断することである．
- 乳頭癌には種々の亜型が存在する．そのなかで，腫瘍のほぼ全体が濾胞状構造からなり乳頭状構造を欠くものの，乳頭癌の核所見を示すものは濾胞性腫瘍ではなく濾胞型乳頭癌と診断する．

Question 25

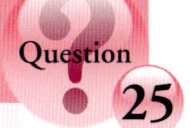

40歳代，男性
臨床情報：甲状腺腫瘍
検体：甲状腺穿刺吸引（Pap. 染色，上：弱拡大，下：強拡大〔捺印検体〕）

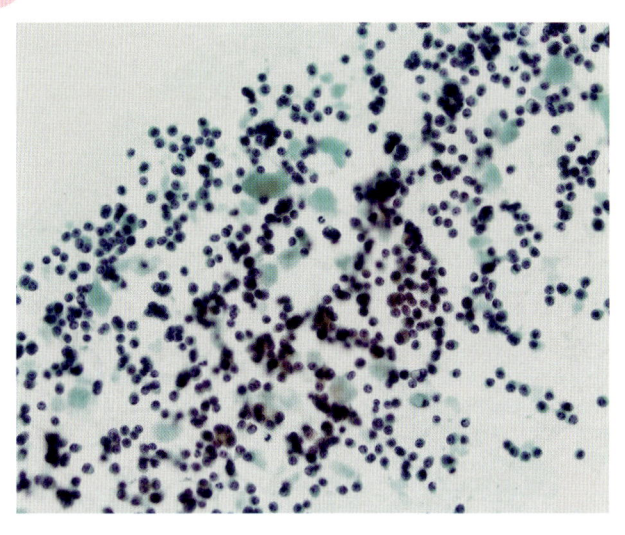

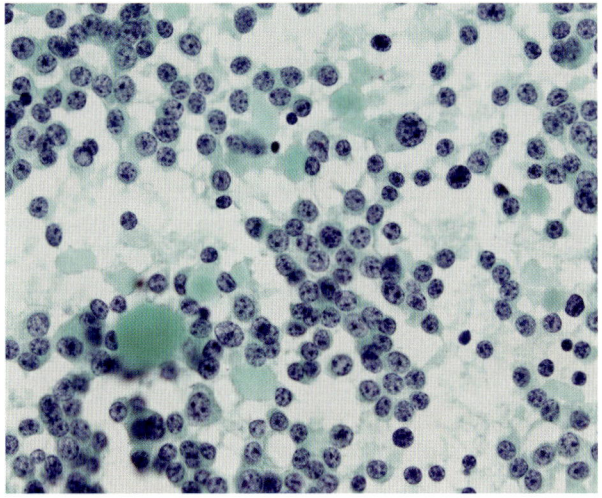

甲状腺 ★★☆

考えられる疾患は？

①乳頭癌，②濾胞性腫瘍，③髄様癌，④未分化癌，⑤悪性リンパ腫

③髄様癌

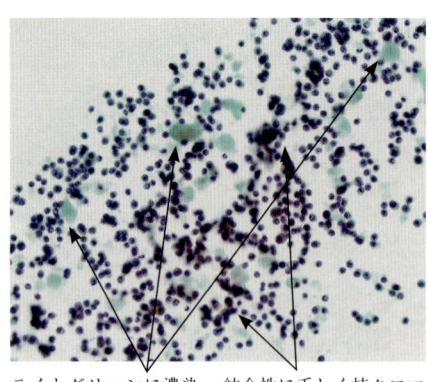

ライトグリーンに濃染する無構造物，背景にコロイドは認めない

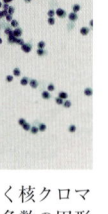

結合性に乏しく核クロマチンの増した多数の円形核細胞

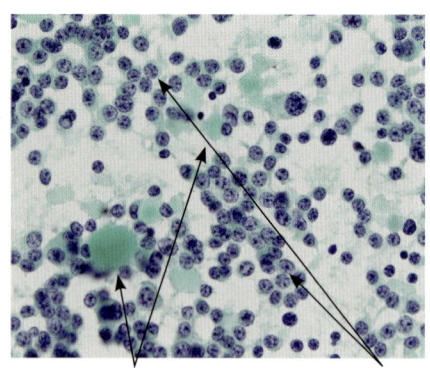

ライトグリーンに濃染するアミロイド

結合性に乏しい小斑状〜ごま塩状の核クロマチンをみる腫瘍細胞

解説

左図：背景にコロイドを欠き，クロマチンの増加した結合性の緩いあるいは孤在性円形細胞が多数出現．細胞間にはライトグリーンに濃染する無構造物質を認める．右図：小斑状，ごま塩状の核クロマチンと好酸性顆粒状細胞質を有する類円形腫瘍細胞がみられる．背景にアミロイドの出現を認める．腫瘍細胞は核が偏在し形質細胞様や紡錘形の形態をとることがある．
①**乳頭癌**では核溝，核内細胞質封入体を伴う上皮細胞集塊をみる．②**濾胞性腫瘍**では小濾胞構造を呈する上皮成分を散在性に認める．④**未分化癌**では大型異型細胞が好中球を伴い出現する．⑤**悪性リンパ腫**では結合性に乏しい異型リンパ球様細胞が認められる．

Key word

甲状腺髄様癌（medullary thyroid carcinoma）
- 傍濾胞細胞（C細胞）に由来し，甲状腺腫瘍の1〜2％程度を占めるまれな組織型．カルシトニン，CEAを産生する．散発型と遺伝型〔多発性内分泌腫瘍症（multiple endocrine neoplasia：MEN）2型〕がある．
- 核は神経内分泌系腫瘍に特徴的である粗大な大型粒状ごま塩状クロマチン（salt and pepper chromatin）を呈する．
- 背景のアミロイドに気づくことが診断の一助になる．

Question 26

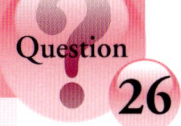

40歳代，女性
臨床情報：耳下腺腫瘤
検体：唾液腺穿刺吸引（上：Pap. 染色，弱拡大，下：Giemsa 染色，強拡大）

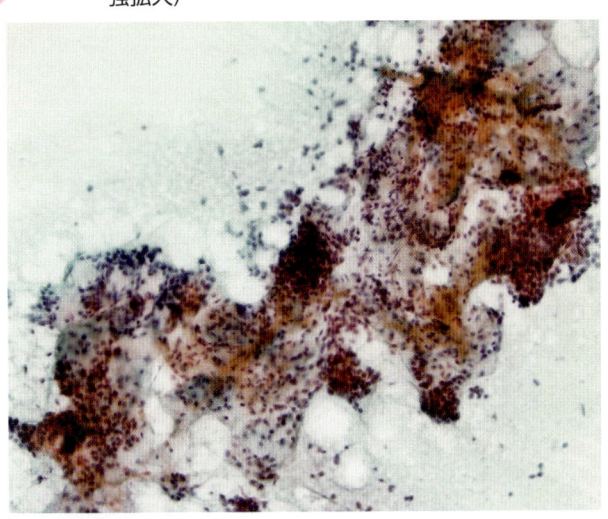

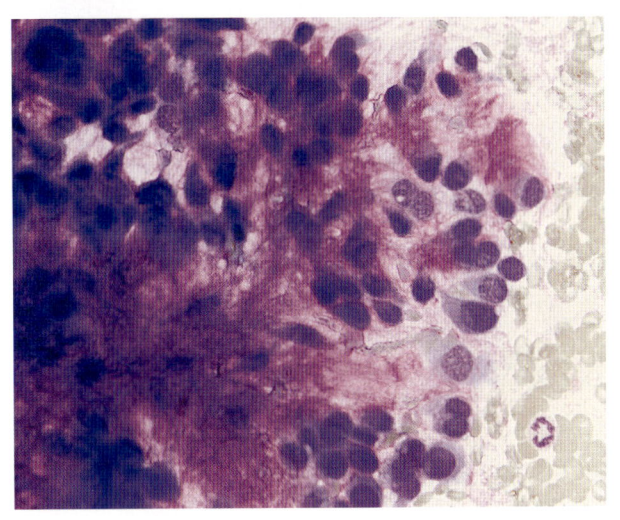

唾液腺 ★☆☆

考えられる疾患は？

①多形腺腫，②ワルチン腫瘍，③粘表皮癌，④腺房細胞癌，⑤唾液腺導管癌

① 多形腺腫

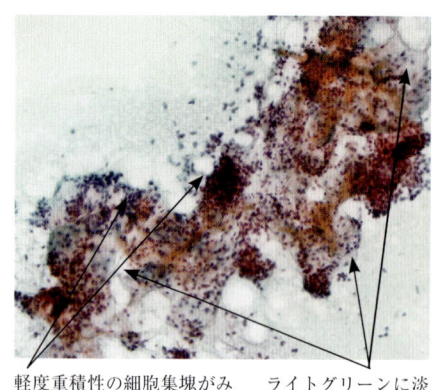

軽度重積性の細胞集塊がみられる．腺腔構造は不明瞭

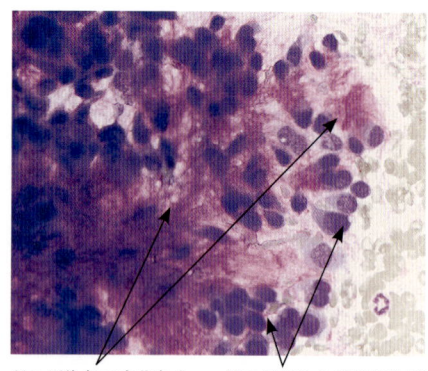

ライトグリーンに淡く染まる間質粘液

ギムザ染色で赤紫色を示す刷毛で掃いたような異染性間質

核の偏在した形質細胞様の腫瘍性筋上皮細胞が認められる

解説

左図：ライトグリーンに淡く染まる間質粘液内に，軽度重積性の細胞集塊がみられる．腺腔構造は不明瞭である．**右図**：核の偏在した形質細胞様の腫瘍性筋上皮細胞が，赤紫色の異染性を示す間質粘液内に認められる．核異型は軽度でクロマチン増量には乏しい．多形腺腫は腫瘍性筋上皮細胞が上皮様，紡錘形，形質細胞様，星芒状などの多彩な形態をとりながら，粘液軟骨間質を形成する．
②**ワルチン腫瘍**では小型核を有する好酸性上皮細胞が，③**粘表皮癌**では粘液細胞，扁平上皮細胞および中間細胞が，④**腺房細胞癌**では顆粒や微小空胞を有する上皮細胞が，⑤**唾液腺導管癌**では異型に富む好酸性細胞が出現する．

Key word

筋上皮細胞（myoepithelial cell）
- 唾液腺腺房から介在部導管の外層を構成する，収縮能を有するとされる上皮細胞である．免疫染色で上皮マーカー，平滑筋マーカー，S-100蛋白，p63などに陽性を示す．

異染性（metachromasia）
- 多形腺腫などでみられる粘液軟骨間質がギムザ染色で本来の色調と異なる赤紫色を呈する現象で，細胞診断上有用な所見である．

Question 27

60歳代, 女性
臨床情報：顎下腺腫瘤
検体：唾液腺穿刺吸引（上：Pap.染色, 弱拡大, 下：Giemsa染色, 中拡大）

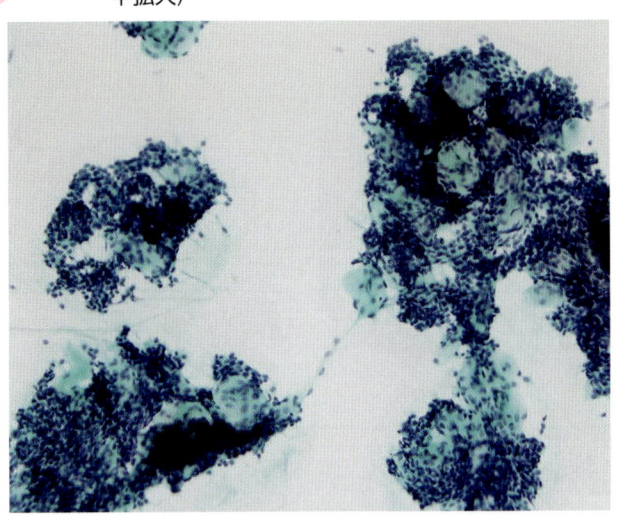

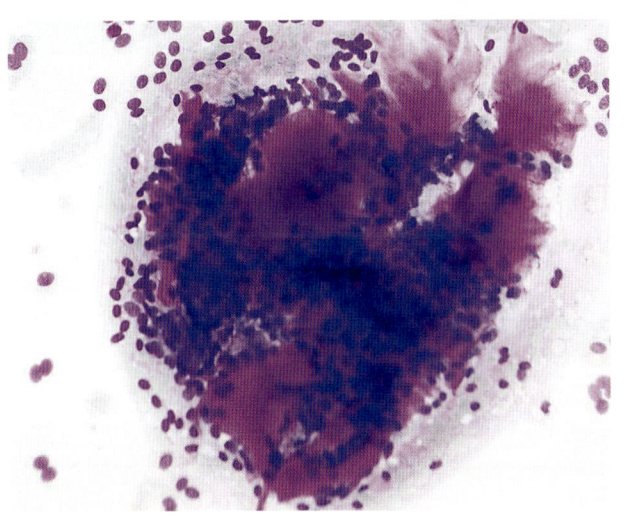

唾液腺 ★★☆

考えられる疾患は？

①多形腺腫, ②ワルチン腫瘍, ③腺様嚢胞癌, ④粘表皮癌, ⑤腺房細胞癌

Answer

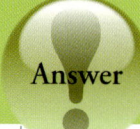

③腺様嚢胞癌

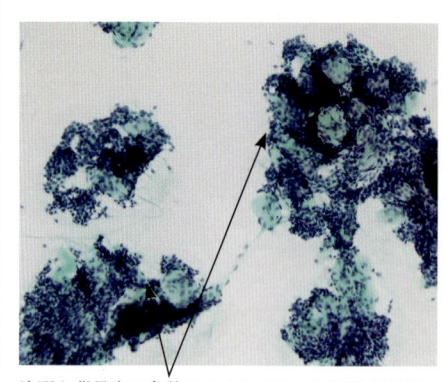

清明な背景内に多数のライトグリーン好性の立体的集塊が形成され，篩状構造を形成している

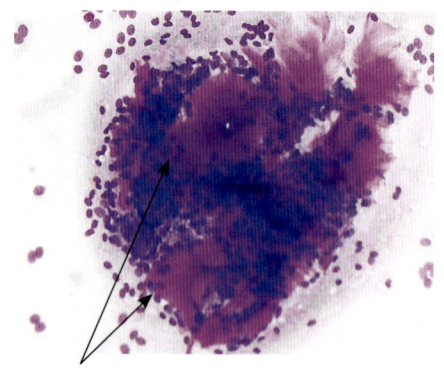

粘液球構造は異染性を示し赤紫色を呈する

解説

左図：清明な背景内に多数のライトグリーン好性の立体的集塊が形成され，篩状構造を形成している．**右図**：細胞密度に富む上皮細胞が赤紫色の異染性を示す球状構造の集団(粘液球)を形成している．腫瘍細胞は粘液球の周囲を全周性に取り巻き，核は N/C 比が増大しクロマチンに富み，小型の核小体を認める．
①**多形腺腫**でも粘液球をみることがあるが，腫瘍細胞には多彩性があり細胞密度は低く，核異型性は弱い．②**ワルチン腫瘍**ではリンパ球性背景内に好酸性の円柱上皮細胞をみる．④**粘表皮癌**では扁平上皮細胞，粘液細胞と中間細胞を認める．⑤**腺房細胞癌**では N/C 比の低い細顆粒状細胞や空胞型細胞が出現する．

Key word

腺様嚢胞癌 (adenoid cystic carcinoma)
- 唾液腺腫瘍の 5～10 % を占める癌腫．耳下腺，顎下腺，口蓋小唾液腺に好発する．発育は緩徐で経過は長いが予後は不良．管状型，篩状型，充実型に分類される．

篩状構造 (cribriform structure)
- 粘液球や硝子球構造として出現するレンコンの輪切り状の融合性腺管構造である．腺様嚢胞癌が代表的であるが，多形腺腫，基底細胞腺腫，上皮筋上皮癌，唾液腺導管癌などでも認められるので注意が必要である．

Question 28

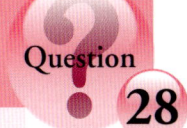

50歳代，男性
臨床情報：発熱
検体：自然尿（Pap. 染色，上：弱拡大，下：強拡大）

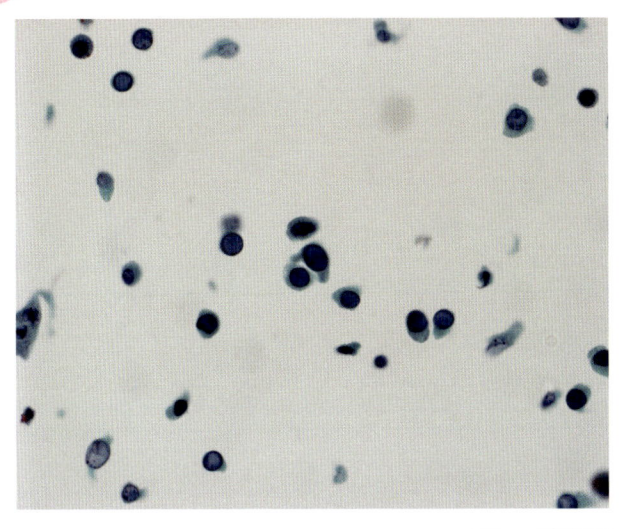

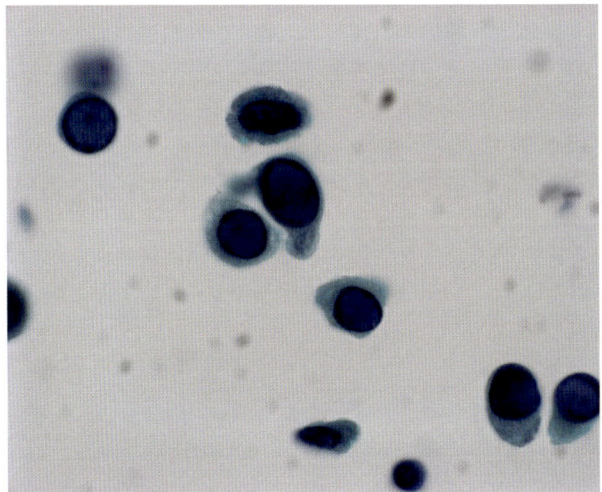

泌尿器 ★☆☆

考えられる疾患は？

①ウイルス感染，②尿路上皮内癌，③尿路上皮癌（低異型度），④尿路上皮癌（高異型度），⑤悪性リンパ腫

①ウイルス感染

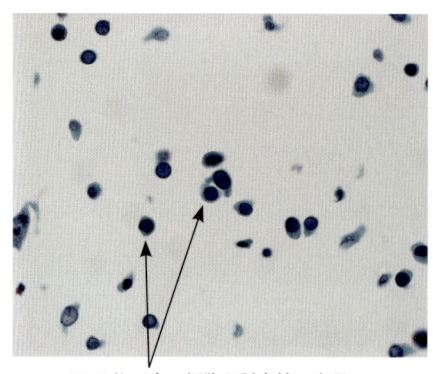

N/C 比の高い細胞が孤在性に出現

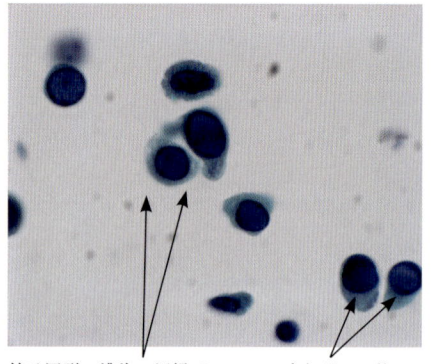

核は円形，濃染，辺縁で
クロマチンが濃くなっている

すりガラス状の
核内構造

解説

左図：N/C 比の高い細胞が孤在性に少数出現している．細胞集塊や背景の壊死は認められない．右図：核形不整はなく，細胞の結合性は乏しい．核は円形で濃染し，核中心部でクロマチンは融解状，すりガラス状となり，核辺縁でクロマチンが濃くなっている．デコイ細胞(decoy cell)の像である．
②**尿路上皮内癌**も N/C 比が高い孤在性細胞であり，鑑別が問題となる．核縁が不整であること，核内構造がすりガラス状ではないことに注目する．③**低異型度尿路上皮癌**では，異型細胞が細胞集塊を形成する．④**高異型度尿路上皮癌**では細胞集塊が出現し，核形不整が目立ち，しばしば背景に壊死を認める．⑤**悪性リンパ腫**はクロマチンが粗く，類似の細胞形態を示す異型細胞が多数出現する．

Key word

デコイ細胞(decoy cell)
- 尿中に孤立性に出現する悪性細胞に似た N/C 比の高い異型細胞であり，背景に壊死はみられない．
- クロマチンが辺縁に偏在し，中心部がすりガラス状となった核が特徴的．
- 変性やウイルス感染によって出現し，腎移植後のポリオーマウイルス(BKウイルス)感染によるものが有名である．

Question 29

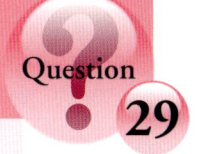

70歳代，男性
臨床情報：血尿
検体：自然尿（Pap. 染色，上：弱拡大，下：強拡大）

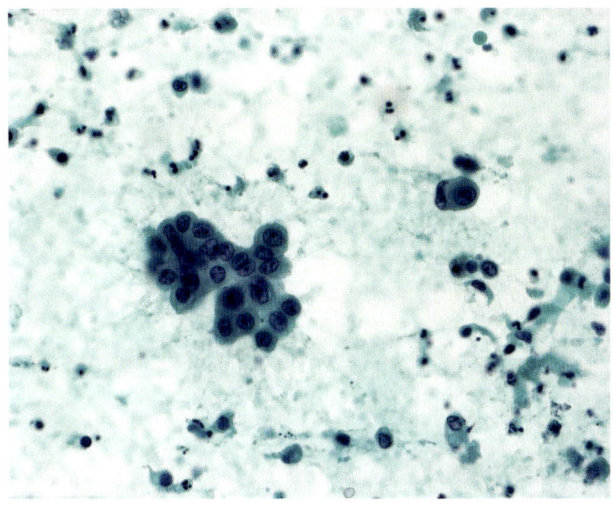

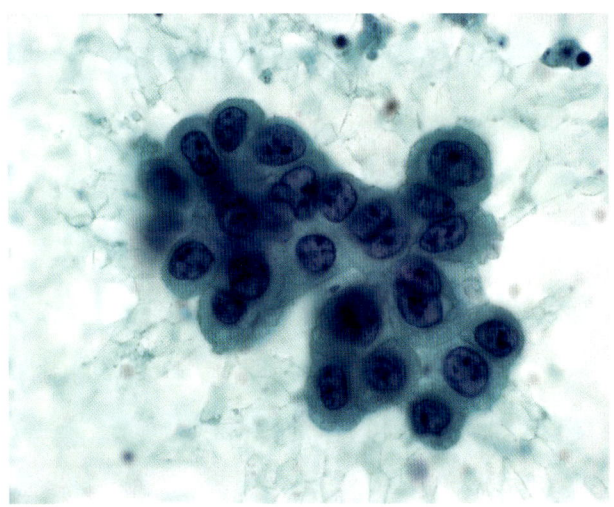

泌尿器 ★★☆

考えられる疾患は？

①反応性異型尿路上皮細胞，②尿路上皮内癌，③尿路上皮癌（低異型度），④尿路上皮癌（高異型度），⑤腺癌

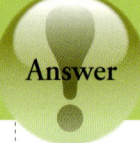

④尿路上皮癌（高異型度）

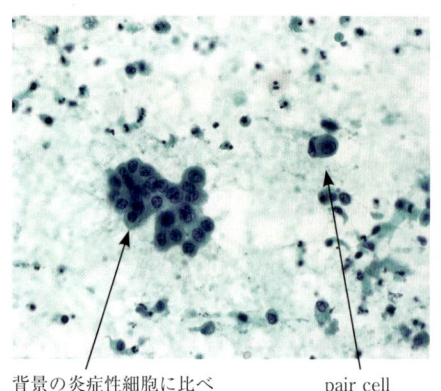

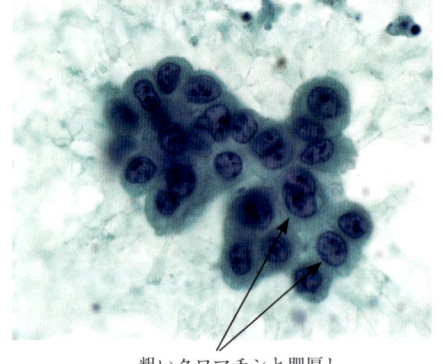

背景の炎症性細胞に比べ明らかに大型　　pair cell　　粗いクロマチンと肥厚した核縁

解説

左図：N/C比の高い細胞が細胞集塊として出現している．孤在性の細胞もみられ，異型細胞を別の異型細胞が取り囲むように包み込む像（pair cell）も認められる．背景は汚く，壊死を伴っている．**右図**：粗顆粒状のクロマチンと核縁の肥厚，核小体も認められ，高異型度尿路上皮癌の像である．

①結石や炎症などによる**反応性異型尿路上皮細胞**では，細胞集塊から遊離する細胞は乏しく，核縁の肥厚やpair cellは認められない．②**尿路上皮内癌**では異型細胞は孤在性に出現する．③**低異型度尿路上皮癌**では，N/C比の上昇やクロマチンの増量が弱く，核小体は不明瞭である．⑤**腺癌**は，円柱状細胞や粘液をもつ細胞，偏在核の細胞として出現する．

Key word

高異型度尿路上皮癌（urothelial carcinoma, high grade）
- N/C比の高い異型細胞が孤立性あるいは細胞集塊で出現する．クロマチンは粗く，核縁は肥厚し，核小体も認められる．
- 浸潤性であれば，背景に出血や壊死を伴いやすい．

対細胞（pair cell）
- 低異型度，高異型度を問わず，尿路上皮癌で出現する．自然尿で認められる場合は，良悪性の判定に有用な所見の一つである．

Question 30

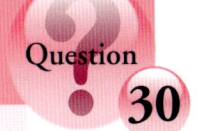

70歳代，男性
臨床情報：血尿
検体：自然尿（Pap. 染色，上，下：強拡大）

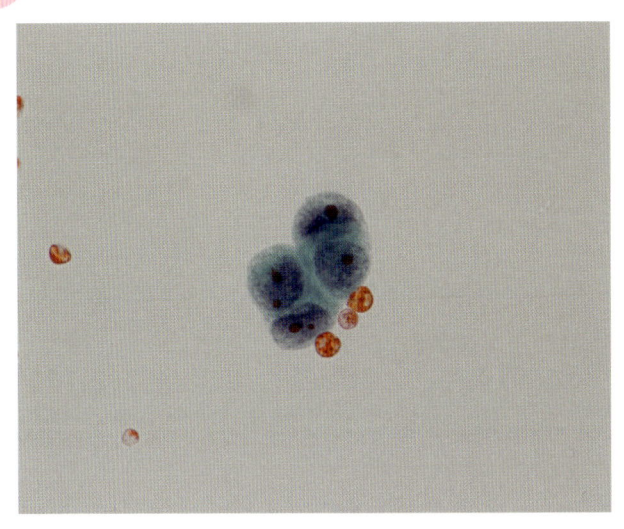

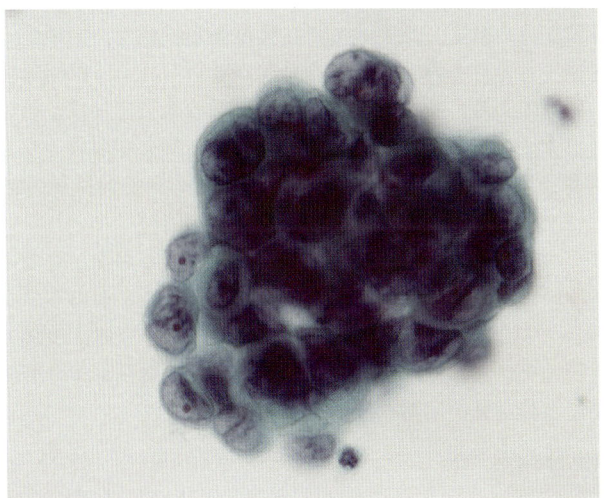

泌尿器 ★★☆

考えられる疾患は？

①良性異型尿路上皮細胞，②ウイルス感染細胞，③尿路上皮癌，
④前立腺癌の浸潤，⑤大腸癌の浸潤

Answer

④前立腺癌の浸潤

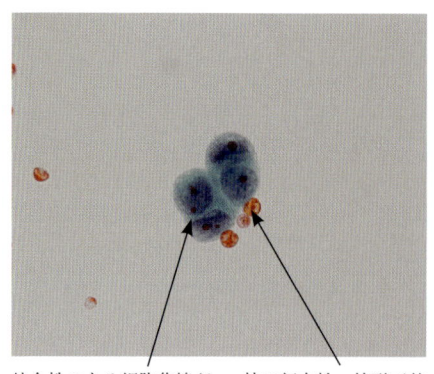

結合性のある細胞集塊が認められる

核の偏在性，核形不整がみられ，核小体も明瞭である

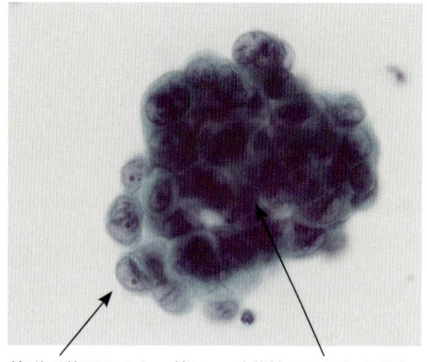

核形不整がみられ，核に切れ込みが認められる

重積性のみられる細胞集塊が認められる

解説

左図：血性をうかがわせる背景に結合性のある細胞集塊がみられる．核は偏在し，核形の不整がみられる．核クロマチンは微細顆粒状で，赤染する核小体が認められる．右図：重積性のみられる細胞集塊が認められる．細胞集塊の辺縁の縁どりは比較的明瞭である．重なりの少ない辺縁部の細胞をみると核の切れ込みが目立ち，核クロマチンは細顆粒状である．核小体の腫大も認められる．①良性異型尿路上皮細胞ではきれいな背景に類円形から多稜形の細胞が散見され，核小体は目立つことがあるものの重積性の細胞集塊はみられない．②ウイルス感染細胞はデコイ細胞のような小型で濃縮核を有する細胞としてみられたり，核内封入体あるいは細胞質内封入体として認められることがある．また，核クロマチンが融解し，すりガラス状を呈することもある．③尿路上皮癌では高異型度のものでは重積性を示すが，核形不整やクロマチンの増量がより著明である．⑤大腸癌の浸潤では核は長楕円形を示すことが多い．

Key word

大腸癌の浸潤
- まれに大腸癌が膀胱に浸潤することがある．大腸癌では，多くの場合，高円柱状の形態を示し，核は長楕円形で濃染する．なお，膀胱の原発性腺癌は，前立腺，子宮などからの直接浸潤に比べ，頻度は低い．

Question 31

50歳代，女性
臨床情報：胸水貯留
検体：胸水（Pap. 染色，上：弱拡大，下：強拡大）

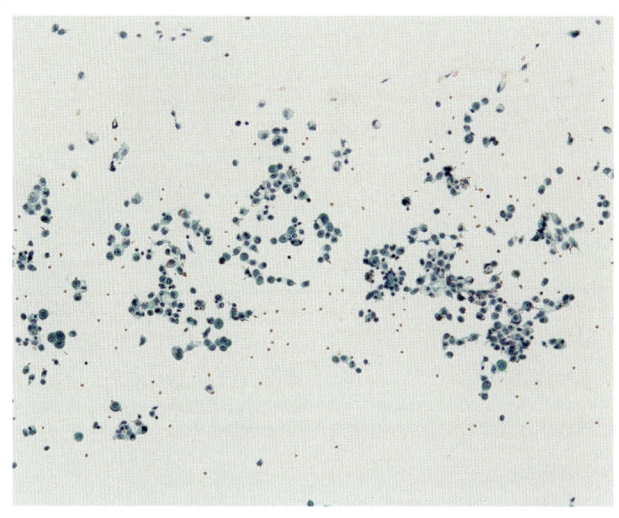

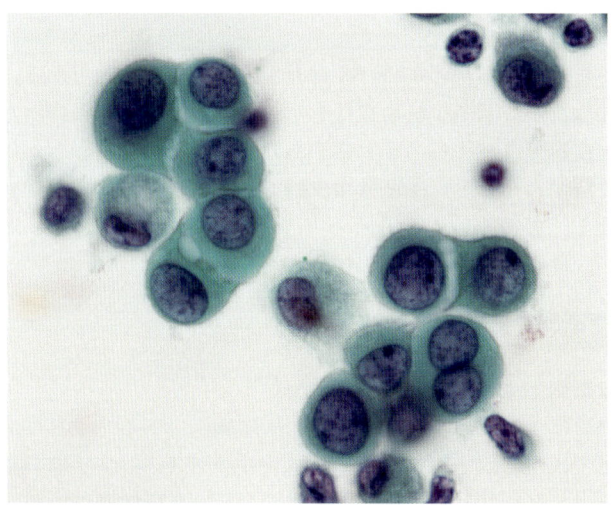

体腔液 ★☆☆

考えられる疾患は？

①反応性中皮細胞，②腺癌，③扁平上皮癌，④悪性中皮腫，⑤悪性リンパ腫

①反応性中皮細胞

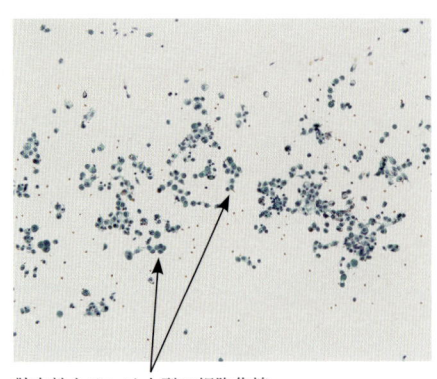

散在性あるいは小型の細胞集塊として認められる

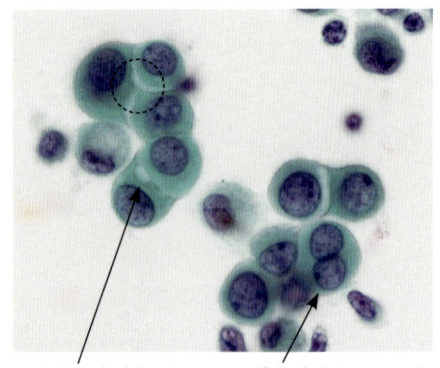

細胞質は重厚感があり，細胞間には窓形成（点線内）が認められる

2核細胞を認めるが細胞の重積はみられない

解説

左図：中皮細胞が散在性あるいは小集塊状に認められる．**右図**：核は腫大し，細胞質はライトグリーン好性で，核中心性である．細胞間には窓形成がみられ，2核細胞も認められる．細胞の重積はみられず，集塊は平面的である．
②**腺癌**では細胞質が淡明で，核偏在性を示し，不規則重積性の細胞集塊を形成する．③**扁平上皮癌**では細胞質の重厚感があり，角化した腫瘍細胞が出現する．背景には壊死物質がみられる．④**悪性中皮腫**では細胞量が多く，細胞密度の高い重積集塊が出現し，多核細胞もみられる．⑤**悪性リンパ腫**ではN/C比が高い円形の腫瘍細胞が，孤立散在性に認められる．

Key word

反応性中皮細胞（reactive mesothelial cell）
- 様々な刺激により反応性変化を示した中皮細胞である．散在性あるいは小集塊として出現し，平面的な出現様式が重要である．2核細胞やオレンジG好性細胞もみられるが，悪性中皮腫にくらべ出現頻度は低い．

窓形成（window formation）
- 結合した細胞間に生じる空隙で，中皮細胞にしばしばみられる所見である．窓形成が目立つ疾患としては，反応性中皮細胞と悪性中皮腫が重要であるが，まれに一部の腺癌にもみられることがある．

Question 32

60歳代，男性
臨床情報：胸水貯留
検体：胸水（Pap. 染色，上：弱拡大，下：強拡大）

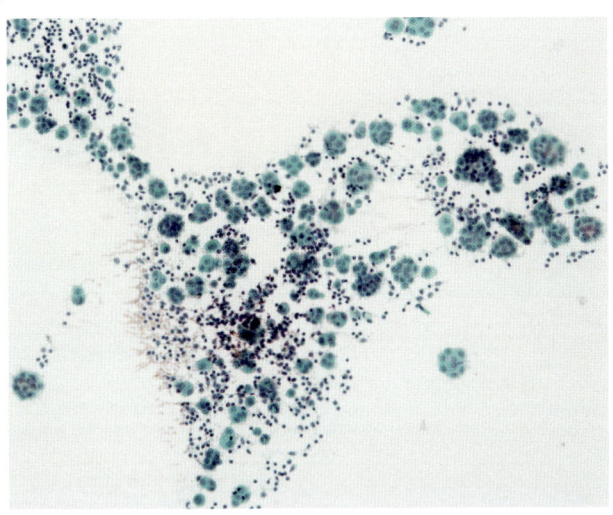

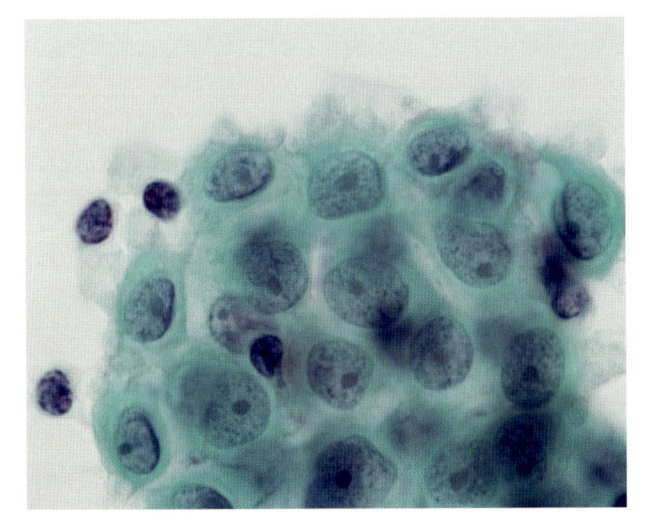

体腔液 ★★★

考えられる疾患は？

①反応性中皮細胞，②腺癌，③扁平上皮癌，④悪性中皮腫，⑤悪性リンパ腫

④悪性中皮腫

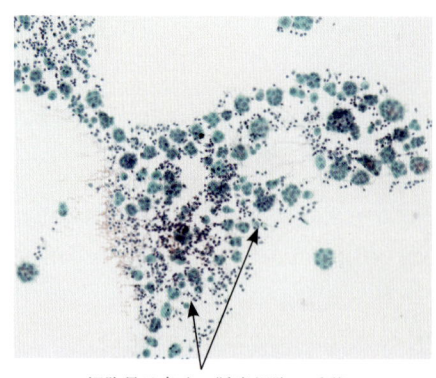

細胞量は多く，腫瘍細胞の重積集塊を認める

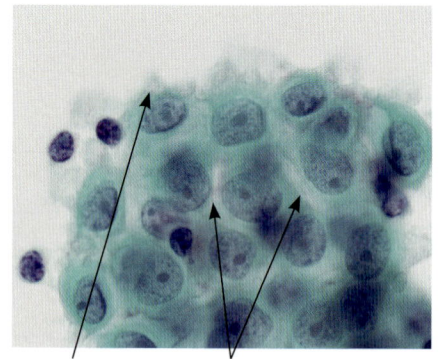

細胞辺縁は毛羽立つように微絨毛様構造が認められる

腫瘍細胞は不規則重積性を示し，窓形成が認められる

解説

左図：細胞量は多く，腫瘍細胞の重積集塊が多数認められる．**右図**：腫瘍細胞は核小体が目立ち，細胞質はライトグリーン好性で，核中心性である．細胞質辺縁には微絨毛様の構造や，細胞間には窓形成が認められる．
①**反応性中皮細胞**では軽度の異型を伴う中皮細胞が，散在性あるいはシート状の小集塊として出現する．②**腺癌**では細胞質が淡明で核偏在性の腫瘍細胞が出現する．③**扁平上皮癌**では核クロマチン構造が粗糙で，細胞質の重厚感がある腫瘍細胞が出現する．⑤**悪性リンパ腫**ではN/C比が高い円形の腫瘍細胞が孤立散在性に認められる．

Key word

悪性中皮腫(malignant mesothelioma)
- 上皮型，肉腫型，両者の混合型(二相型)があり，上皮型の発生頻度が最も高い．検体は糸を引くような粘稠性を示し，ヒアルロン酸値は高値を示す．細胞質は重厚感があり，核中心性の腫瘍細胞が，重積性集塊を形成する．多核細胞も目立つ．

微絨毛(microvilli)
- 細胞表面の微細な突起で，細胞の辺縁が毛羽立つように観察される．中皮細胞でみられるが，電顕では腺癌にも短く密度の低い微絨毛が存在する．

Question 33

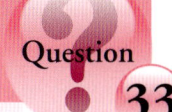

60歳代，男性
臨床情報：腹水貯留
検体：腹水（Pap. 染色，上：弱拡大，下：強拡大）

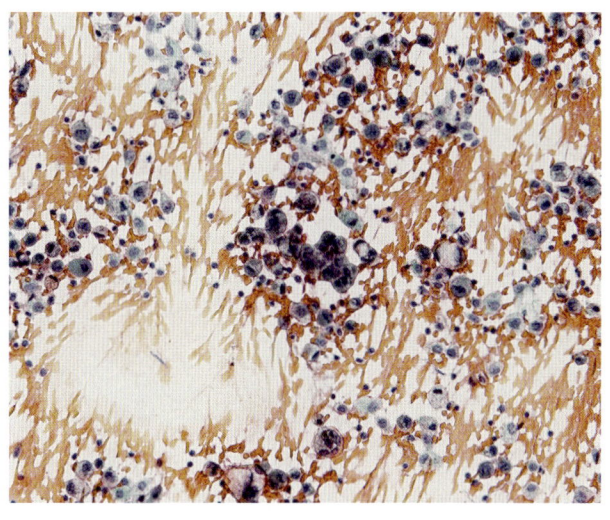

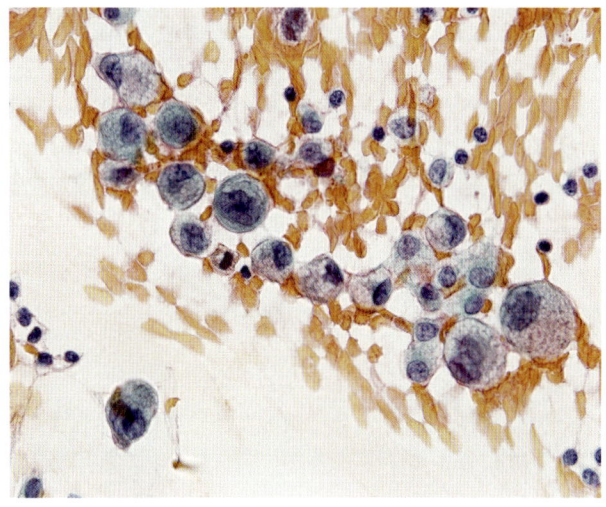

体腔液 ★☆☆

考えられる疾患は？

①反応性中皮細胞，②腺癌，③扁平上皮癌，④悪性中皮腫，⑤悪性リンパ腫

②腺癌

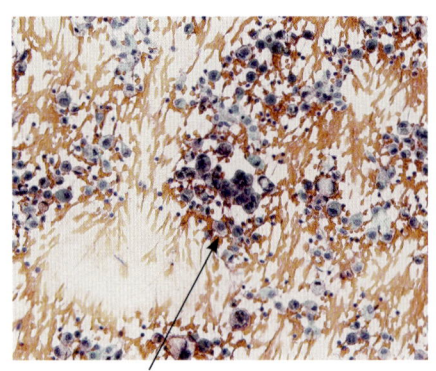

散在性ないしは小集塊状の
腫瘍細胞を認める

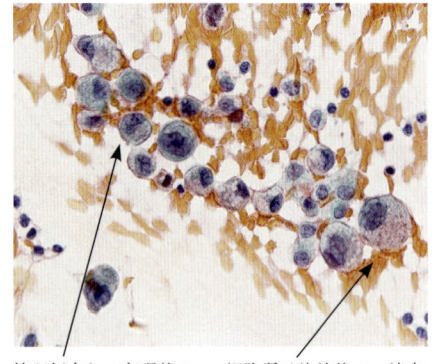

核が偏在し，印環状の
腫瘍細胞も認められる

細胞質は泡沫状で，淡赤
色の粘液が認められる

解説

左図：円形の大型腫瘍細胞が散在性および小集塊として認められる．**右図**：腫瘍細胞は核小体が目立ち，核形は不整，細胞質は泡沫状で，核偏在性である．細胞質には淡赤色の粘液がみられ，印環状の腫瘍細胞も混在している．

①**反応性中皮細胞**では細胞異型が軽度で，ライトグリーン好性の細胞質を有する核中心性細胞が出現する．③**扁平上皮癌**では細胞質がライトグリーンやオレンジG好性の腫瘍細胞を認める．④**悪性中皮腫**では，細胞辺縁の微絨毛様構造や細胞間の窓形成が認められる．⑤**悪性リンパ腫**では核形が不整でN/C比の高い腫瘍細胞が認められ，腫瘍細胞は細胞結合性が欠如している．

Key word

腺癌（adenocarcinoma）
- 核小体が目立ち，細胞質が泡沫状で核偏在性の細胞が出現する．低分化腺癌では細胞結合性が弱い傾向にあるが，結合性を示す腫瘍細胞を見出すことが重要である．

粘液（mucus）
- 粘液産生は，腺癌の特徴の一つで，パパニコロウ染色では細胞質の一端が淡赤〜赤紫色に染色される．粘液は特殊染色のPAS反応やアルシアンブルー染色で証明される．

Question 34

70歳代，女性
臨床情報：腹水貯留
検体：腹水（Pap. 染色，上：弱拡大，下：強拡大）

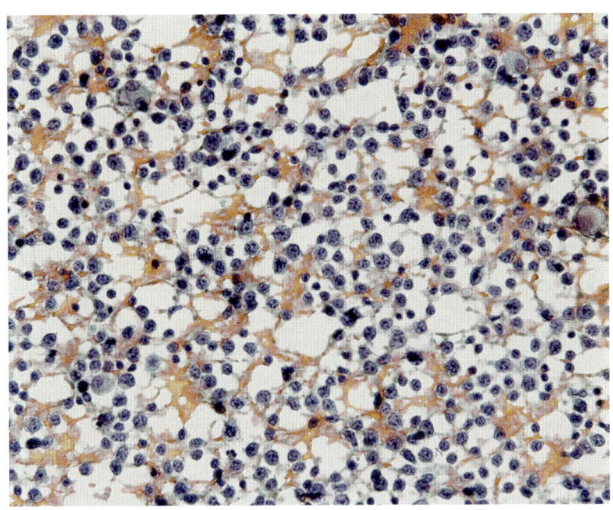

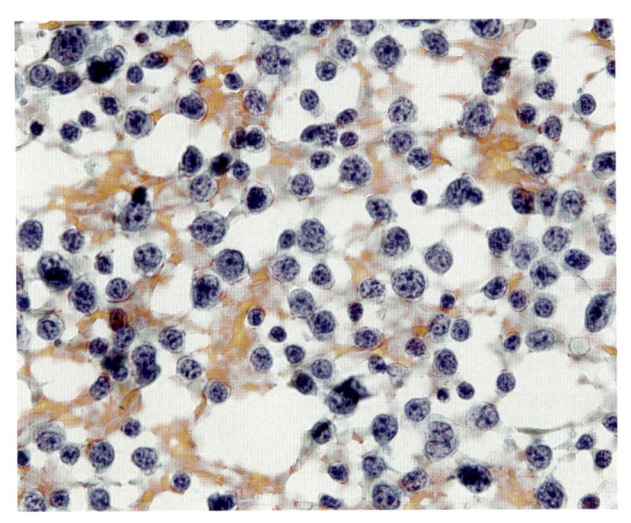

体腔液 ★☆☆

考えられる疾患は？

①反応性中皮細胞，②腺癌，③小細胞癌，④悪性中皮腫，⑤悪性リンパ腫

⑤悪性リンパ腫

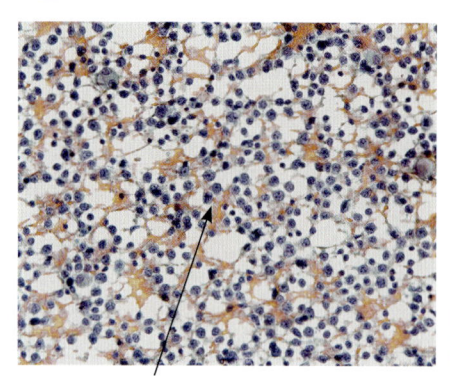

腫瘍細胞が孤立散在性に認められる．細胞の結合性はみられない

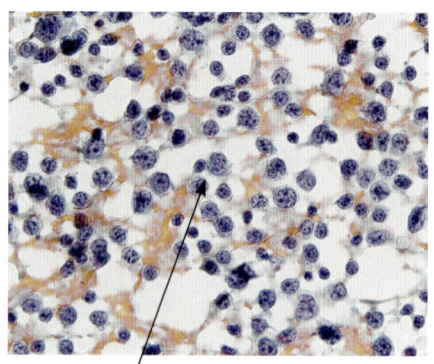

核小体が目立ち，核形が不整でN/C比の高い腫瘍細胞を認める

解説

左図：円形の大型腫瘍細胞が孤立散在性に認められる．**右図**：腫瘍細胞は核小体が目立ち，核形が不整でN/C比の高い腫瘍細胞を認める．細胞の結合性はみられない．

①**反応性中皮細胞**ではN/C比は低く，軽度異型を伴う中皮細胞の小集塊が出現する．②**腺癌**では細胞質が泡沫状で，核偏在性の腫瘍細胞が認められる．③**小細胞癌**では核クロマチンが増量した裸核状の小型腫瘍細胞が認められる．腫瘍細胞は木目込み細工様配列を示す．④**悪性中皮腫**では腫瘍細胞の重積性の細胞集塊を認める．

Key word

悪性リンパ腫（malignant lymphoma）
- 核異型を示す腫瘍細胞の孤立散在性の出現が重要である．上皮性腫瘍（癌）との鑑別では，細胞結合性がみられない点が重要である．

細胞結合性（cell cohesion）
- 細胞結合性は上皮由来細胞の特徴である．細胞結合性が欠如する疾患としては悪性リンパ腫が重要である．

Question 35

60歳代，女性
臨床情報：頭痛
検体：脳脊髄液（上：Pap. 染色，強拡大，下：May-Giemsa 染色，強拡大）

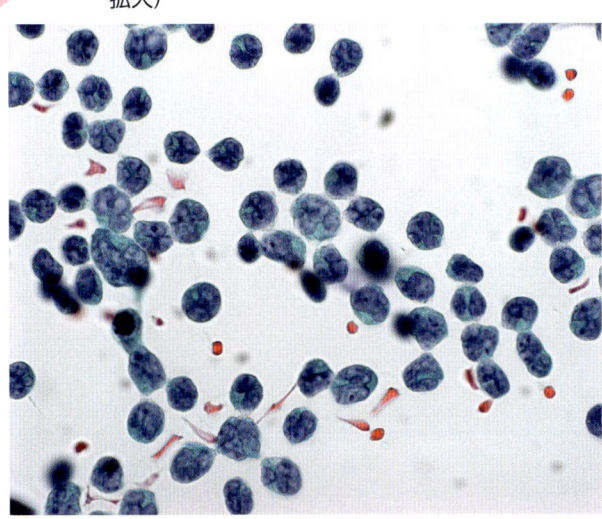

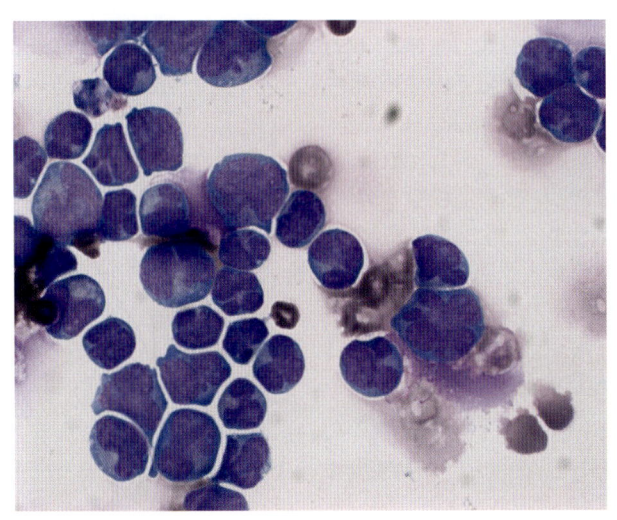

脳脊髄液 ★☆☆

考えられる疾患は？

①ウイルス性髄膜炎，②細菌性髄膜炎，③真菌性髄膜炎，④腺癌，⑤白血病

⑤白血病(成人T細胞白血病)

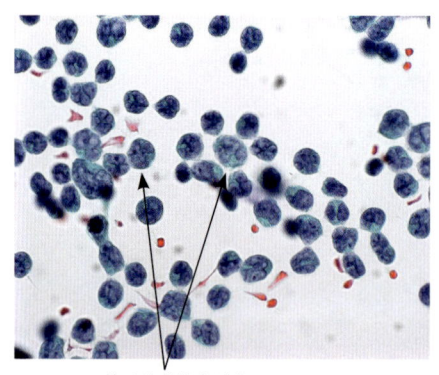

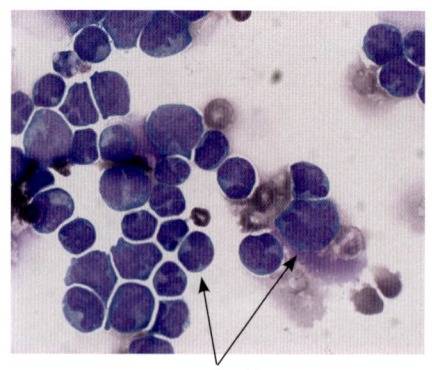

核は分葉状を示す

クローバー状の核がみられる

解説

左図：N/C比の高い円形細胞が孤立性に出現している．核形不整が著しく，切れ込みによって核は分葉している．背景に成熟リンパ球や好中球浸潤はみられない．右図：細胞質は好塩基性で狭く，好酸性の顆粒や粘液は認められない．核形は不整で，クローバー状のものもある．

①**ウイルス性髄膜炎**では，しばしば大型の芽球様の異型リンパ球が出現するが，小型リンパ球などの多彩な細胞で構成される．②**細菌性髄膜炎**では，細菌とともに好中球が出現する．③**真菌性髄膜炎**ではクリプトコッカスが有名であり，細胞の内外に円型の胞子が認められる．④肺癌や乳癌，胃癌などの**腺癌**が転移することが多いが，細胞の結合性や偏在核，粘液がみられる．

Key word

成人T細胞白血病(adult T-cell leukemia)
- 約半数では，末梢血に異型細胞が出現し急性白血病の状態となる(急性型)．一部の症例は皮膚やリンパ節などで腫瘤を形成する(リンパ腫型)．
- 末梢血の細胞像として，クローバー状，花弁状とよばれる特徴的な核の切れ込みが有名であるが，リンパ腫型の腫瘤では細胞像は様々である．
- 細胞診の領域では，花弁状核は，腫瘍捺印標本よりも脳脊髄液などの体腔液において明瞭に認められる．

Question 36

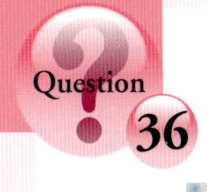

50歳代，女性
臨床情報：頭痛
検体：脳脊髄液（Pap. 染色，上：弱拡大，下：強拡大）

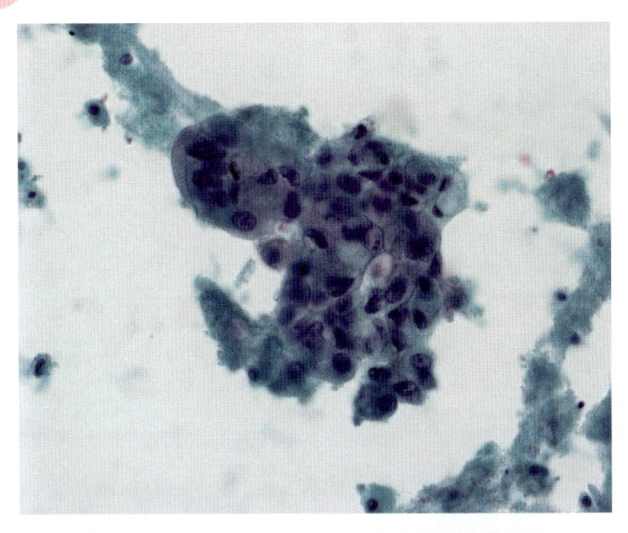

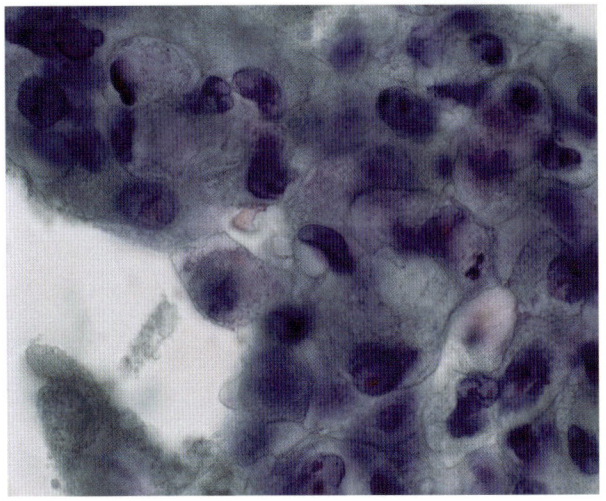

脳脊髄液 ★★☆

考えられる疾患は？

①真菌性髄膜炎，②膠芽腫，③腺癌，④小細胞癌，⑤白血病

③腺癌

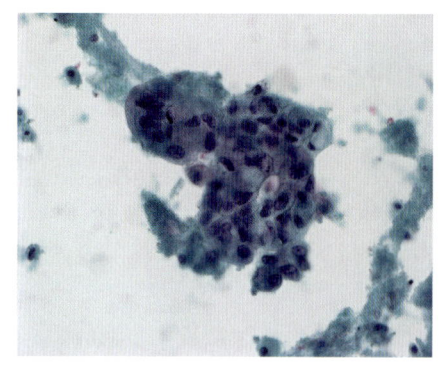

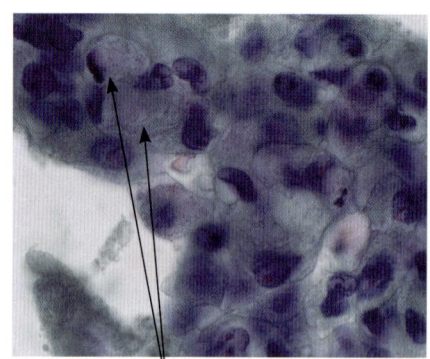

細胞質内に好酸性の粘液がみられる

> 解説

左図：明るい細胞質をもつ細胞が集塊として出現している．孤在性細胞は認められない．**右図**：核は類円形～楕円形でやや偏在し，小型の核小体をもつ．一部の細胞質には空胞や好酸性の粘液が認められる．細胞の結合性がみられ，粘液産生や偏在核などの腺系分化を示すことから，腺癌の転移とわかる．

①**真菌性髄膜炎**では，リンパ球浸潤に加えてクリプトコッカスなどの胞子や菌体が認められる．②**膠芽腫**では，孤在性もしくは小集塊で出現し，クロマチンは粗く増量し，高度異型核や大型細胞がみられる．④**小細胞癌**ではN/C比が高い小型円形細胞が，孤立性ないし結合性の緩い細胞集塊として出現し，木目込み細工様配列を示す．⑤**白血病**では，同様の細胞形態を示す細胞が結合性を示さずに多数出現する．

> Key word

髄液中の悪性腫瘍
- 白血病〔特に急性リンパ芽球性白血病(acute lymphoblastic leukemia：ALL)〕や悪性リンパ腫は脳脊髄液に出現しやすく，成人T細胞白血病も時に浸潤する．
- 膠芽腫などの原発性脳腫瘍のほかに，腺癌や小細胞癌の転移もみられ，いずれも原発巣に類似した細胞像を示す．

Question 37

60歳代，男性
臨床情報：肝嚢胞
検体：肝嚢胞穿刺吸引(Pap. 染色，上：弱拡大，下：強拡大)

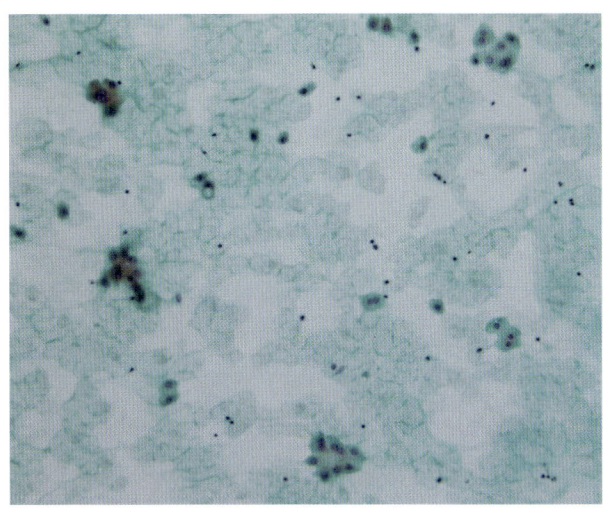

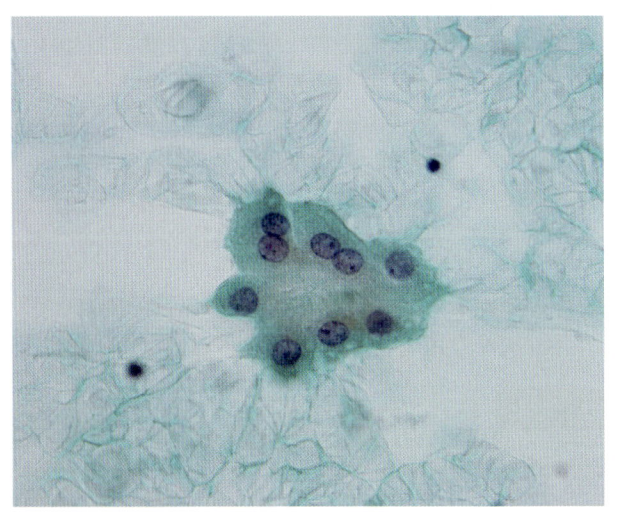

肝胆膵　★☆☆

考えられる疾患は？

①孤立性肝嚢胞，②肝血管腫，③胆管内乳頭状腫瘍，④肝細胞癌，
⑤胆管細胞癌(肝内胆管癌)

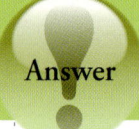

①孤立性肝嚢胞

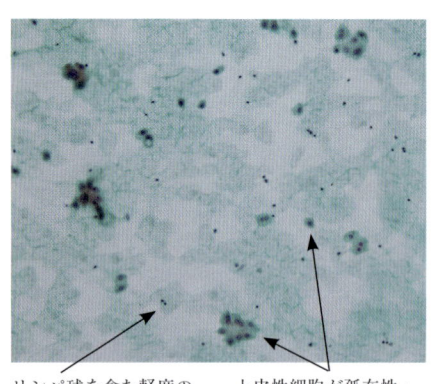

リンパ球を含む軽度の炎症細胞浸潤

上皮性細胞が孤在性・小胞巣状に出現

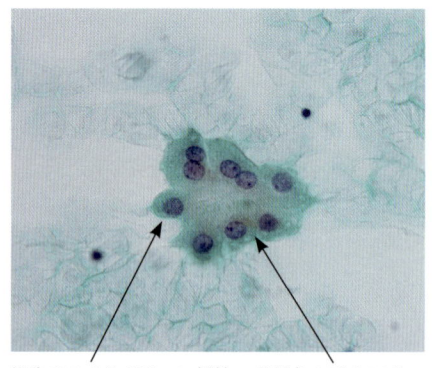

細胞はライトグリーン好性の広い細胞質と類円形核を有する

黄褐色のビリルビン色素を含む細胞

解説

左図：リンパ球を含む軽度の炎症性背景に，上皮性細胞が孤在性・索状・小胞巣状に出現している．細胞集塊では結合性がみられ，重積性は乏しい．細胞はライトグリーン好性の広い細胞質と，類円形核を有している．**右図**：細胞の結合性がみられ，上皮性と判断される．細胞はほぼ均一で，核クロマチンの増加はみられない．黄褐色のビリルビン色素を含む細胞も確認される．2核の良性肝細胞の出現もまれではない．

②**肝血管腫**では，嚢胞内腔は内皮細胞で裏打ちされているが，吸引される細胞量は乏しい．ときに，嚢胞周囲の非腫瘍性の肝組織が吸引され，認められることがある．③**胆管内乳頭状腫瘍**では腫瘍性（良性ないし悪性）の胆管上皮が，④**肝細胞癌**では核異型を示す腫瘍細胞が，⑤**胆管細胞癌**は通常の腺癌細胞がみられる．

Key word

肝良性腫瘍・腫瘍様病変

● 良性腫瘍で最も多いのが，血管腫（特に海綿状血管腫）である．孤立性肝嚢胞は，炎症性の場合には裏打ち細胞に乏しく，嚢胞周囲の良性肝細胞が出現することがある．肝内胆管の拡張に伴う非腫瘍性肝嚢胞もみられる．腫瘍性肝嚢胞性病変は，比較的まれであるが，その多くが胆管上皮由来（胆管内乳頭状腫瘍など）と考えられる．

Question 38

50歳代，男性
臨床情報：肝腫瘤
検体：肝腫瘤捺印（Pap. 染色，上：弱拡大，下：強拡大）

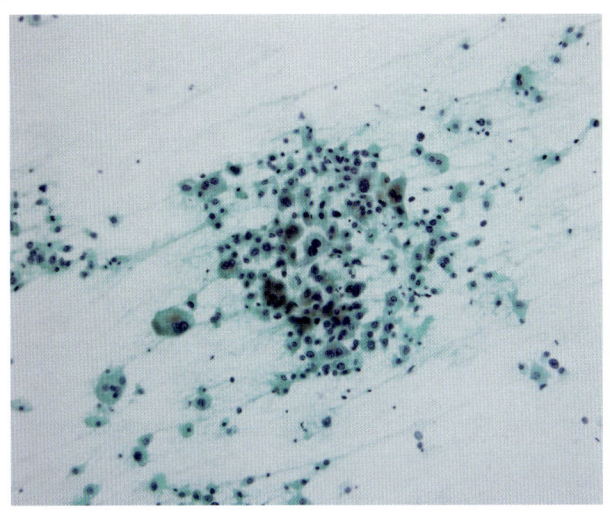

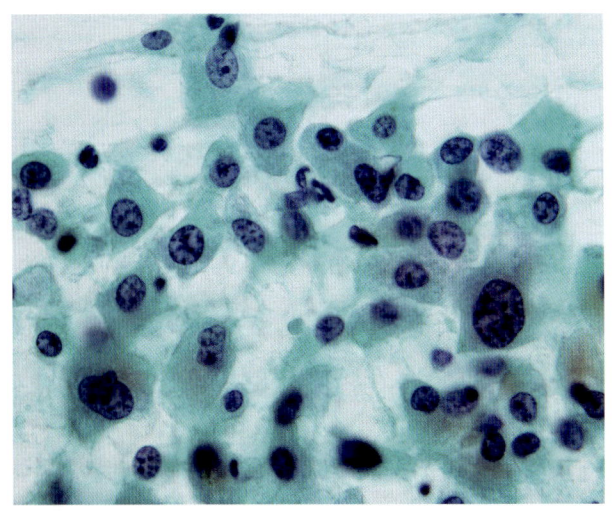

肝胆膵 ★★☆

考えられる疾患は？

①限局性結節性過形成，②肝硬変（肝再生結節），③肝細胞癌，④胆管細胞癌（肝内胆管癌），⑤転移性肝癌（大腸癌の肝転移）

③肝細胞癌

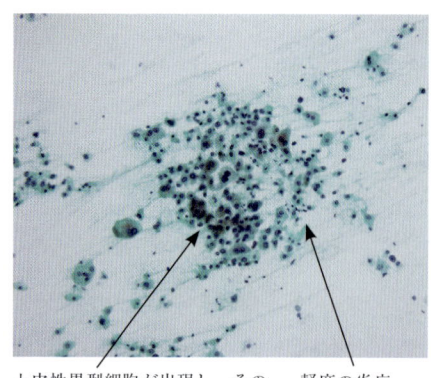

上皮性異型細胞が出現し，その集塊は比較的弱い結合性を示す
軽度の炎症細胞浸潤
弱い結合性を示す異型細胞は上皮性と判断される 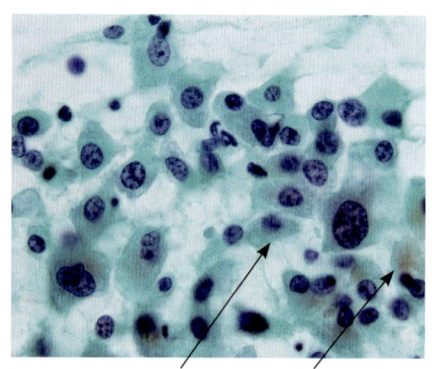
黄褐色のビリルビン色素を含む異型細胞

解説

左図：好中球を含む軽度の炎症性背景に，上皮性の異型細胞がみられる．細胞集塊は比較的弱い結合性を示し，重積性は乏しい．異型細胞は，ライトグリーン好性の広い細胞質と，大小不同を呈する核を有している．**右図**：異型細胞は，弱いながら結合性を示し，上皮性と判断される．大小不同を呈する核は，粗糙なクロマチンの増加が認められる．黄褐色のビリルビン色素を含む異型細胞も確認される．①**限局性結節性過形成**では，異型のない肝細胞がみられる．②**肝硬変**の再生結節の異型は反応性で，その異型は顕著ではない．④**胆管細胞癌**は分化型腺癌が多く，通常の腺癌の像がみられる．⑤**転移性肝癌**では，大腸癌からの転移が多く，腫瘍壊死の所見が顕著である．

Key word

肝悪性腫瘍
- 原発性肝癌には，肝細胞癌と胆管細胞癌（肝内胆管癌）がある．肝細胞癌は，原発性肝癌の90％以上を占め，肝細胞形質を反映して，腫瘍細胞でもビリルビン色素を産生したり，脂肪変性をきたす．胆管細胞癌は，胆管上皮由来の腺癌である．転移性肝癌は，原発性よりも多く，消化器癌（大腸癌・胃癌・膵癌など）からの転移の頻度が高い．転移性肝癌の多くは腺癌である．

Question 39

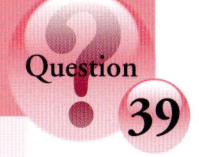

60歳代，男性
臨床情報：閉塞性黄疸
検体：胆汁（Pap. 染色，上：弱拡大，下：強拡大）

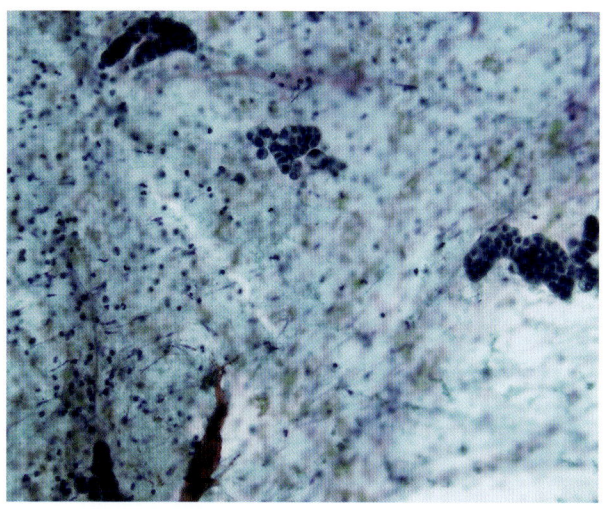

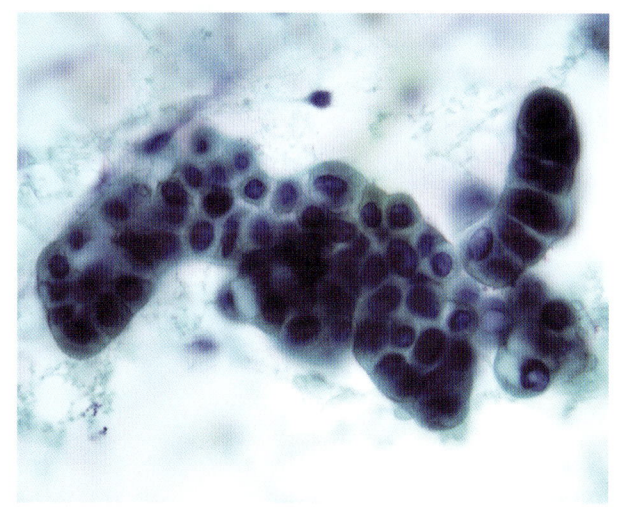

肝胆膵 ★☆☆

考えられる疾患は？

①化膿性胆管炎，②原発性硬化性胆管炎，③腺腫，④分化型腺癌，⑤低分化型腺癌

④分化型腺癌

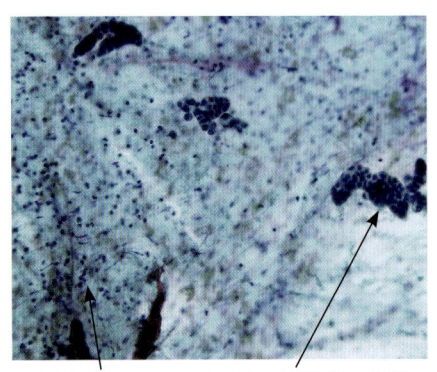

炎症細胞浸潤　　上皮性の異型細胞が乳頭状集塊を形成する

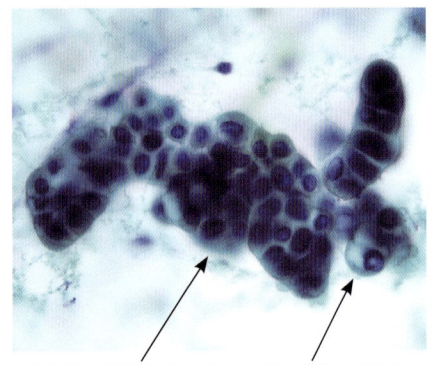

重積性の細胞集塊は高い核密度を呈し、核間距離は不均等である

一部の細胞には細胞質内に粘液産生が認められる

解説

左図：炎症性背景に、異型細胞が乳頭状集塊を形成して出現している。細胞集塊は八ツ頭状に分岐している。異型細胞は比較的高いN/C比を呈している。**右図**：重積性を示す細胞集塊は、高密度で、核間距離は不均等である。クロマチンの増量した大型核が認められるが、核小体は目立たない。一部の細胞には、細胞質内に粘液産生が確認される。

①炎症性異型では、核腫大や核小体の明瞭化が認められるが、核形不整や核クロマチンの異常は顕著でない。②**原発性硬化性胆管炎**では、炎症性異型を呈する上皮も出現するが、上記①と同様で鑑別は可能である。③胆道の良性腫瘍はまれで、異型性は乏しい。⑤**低分化型腺癌**では結合性が弱く、細胞異型は一般に高度である。

Key word

胆汁細胞診
- 日本臨床細胞学会胆汁細胞診研究班が作成した「貯留胆汁細胞診の判定基準」は、胆汁中に出現する腺癌の判定に有用である。細胞集塊（細胞50個以上）では、①不規則な重積、②核の配列不整、③集塊辺縁の凸凹不整の3項目が確認できれば腺癌と判定できる。一方、個々の細胞では、①核の腫大、②核形不整、③クロマチンの異常の3項目が確認できれば腺癌と判定できる。

Question 40

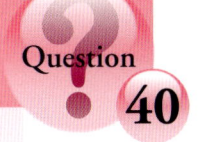

80 歳代，女性
臨床情報：膵頭部腫瘍
検体：膵液（Pap. 染色，上：弱拡大，下：強拡大）

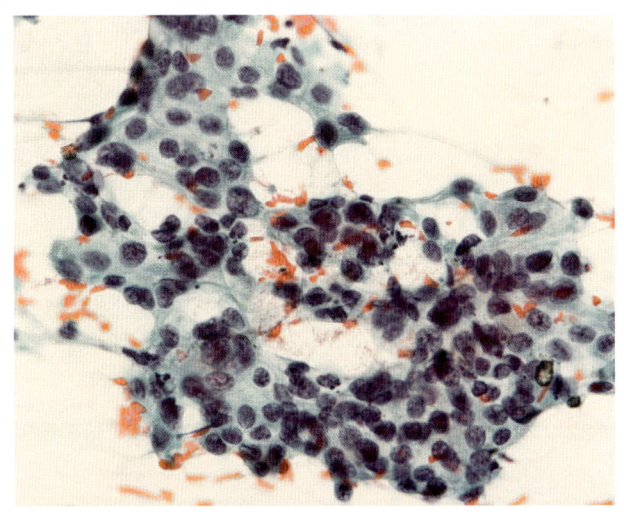

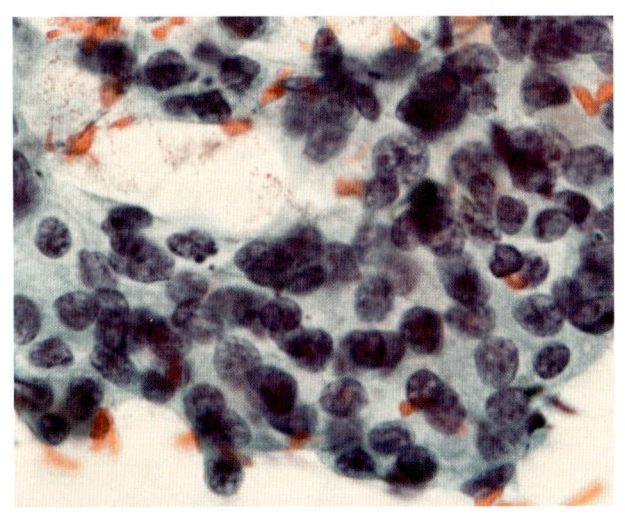

肝胆膵 ★☆☆

考えられる疾患は？

①非腫瘍性腺房細胞，②神経内分泌腫瘍，③腺癌（膵癌），④腺扁平上皮癌，⑤腺房細胞癌

③腺癌(膵癌)

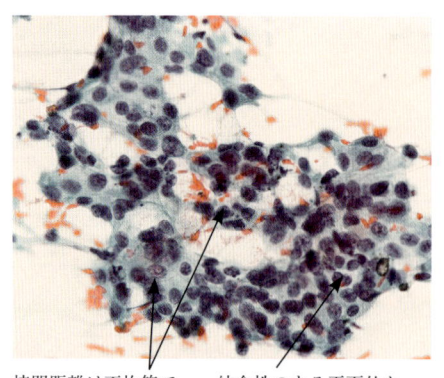

核間距離は不均等で細胞質は明るい

結合性のある平面的な集塊

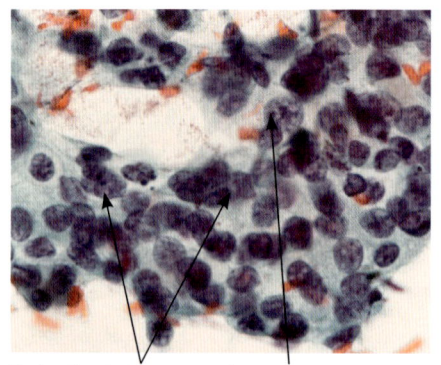

核形不整で大小不同がみられる

核クロマチンは粗大顆粒状に増量し，明瞭な小型核小体がみられる

解説

左図：クロマチンが増量した異型細胞が，結合性のある平面的な集塊で出現している．核間距離は不均等で，細胞質は明るい．**右図**：核形は不整で大小不同がみられる．クロマチンは粗大顆粒状に増量し，明瞭な小型核小体を有する．
①**非腫瘍性腺房細胞**は異型に乏しく，円形の揃った核と顆粒状の細胞質からなる．②**神経内分泌腫瘍**は結合性の緩い細胞集塊で出現し，salt and pepper 様の核クロマチン，類円形で比較的揃ったやや偏在性の核を有する．④**腺扁平上皮癌**では腺癌成分に加え，角化や細胞間橋，流れ状・層状配列のある集塊が認められる．⑤**腺房細胞癌**では結合性の緩い集塊状に出現し，核小体の目立つ核と顆粒状の細胞質を有し，ロゼット形成が認められる場合もある．

Key word

通常型膵癌 (pancreatic cancer)
- 膵原発癌には通常型と特殊型がある．「通常型」は画像にて周囲との境界不明瞭な腫瘤を形成し，尾側膵管が拡張するなどの所見がみられる．組織型は腺癌であるが，細胞像は，核の大きさ，大小不同の程度，異型の程度，粘液の多寡，細胞質の厚みなど多彩である．「特殊型」には退形成性膵癌や腺房細胞癌，混合型腺癌などがあり，「通常型」とは画像所見も異なる．

Question 41

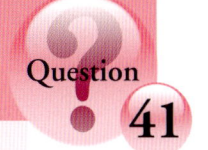

10歳代，男性
臨床情報：小脳腫瘍
検体：腫瘍圧挫（Pap. 染色，上：弱拡大，下：強拡大）

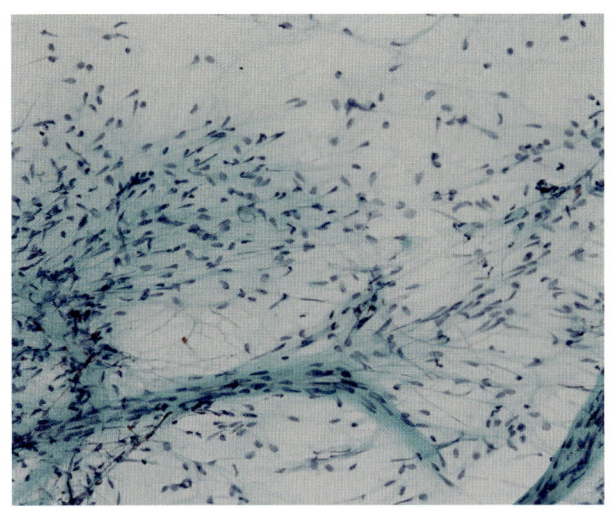

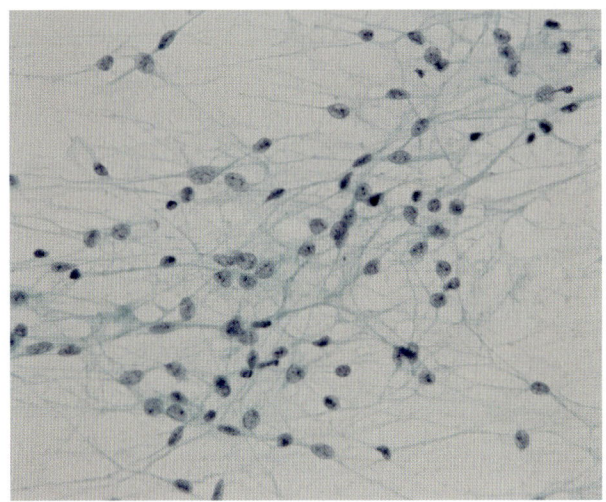

脳腫瘍 ★★☆

考えられる疾患は？

①毛様細胞性星細胞腫，②神経鞘腫，③脈絡叢乳頭腫，④血管芽腫，
⑤髄芽腫

①毛様細胞性星細胞腫

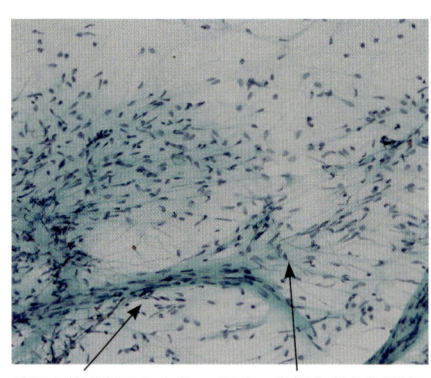

毛細血管が認められる　細長い突起を有する細胞が増殖している

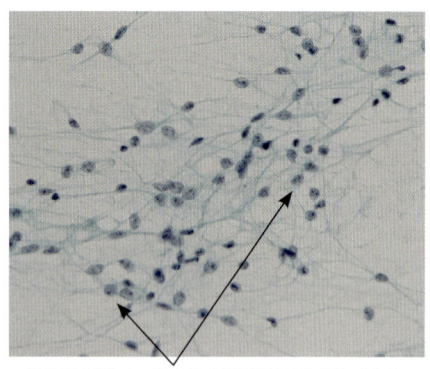

核は卵円形で，その突起は繊細で毛髪様である

解説

左図：毛細血管が認められ，そこから広がるような形で細長い突起を有する腫瘍細胞が増殖している．右図：腫瘍細胞の核は卵円形ないしは短紡錘形で，双極性に伸びる突起は繊細で毛髪様である．
②**神経鞘腫**は小脳橋角部に好発し，成人に多い．紡錘形細胞が密に束状，柵状に配列する．③**脈絡叢乳頭腫**は小脳橋角部にも発生するが，成人では第4脳室，小児では側脳室にみられることが多い．円柱上皮細胞からなり，乳頭状構造がみられる．④**血管芽腫**は20〜30歳に好発し，主に小脳に発生する．毛細血管と空胞状の細胞質を有する類円形の間質細胞からなる．⑤**髄芽腫**は小児の小脳虫部に好発し，小型の裸核様の類円形細胞の増殖がみられる．細胞密度が高く，ロゼット形成や核分裂像もみられる．

Key word

毛様細胞性星細胞腫（pilocytic astrocytoma）
- WHO grade Iに相当する腫瘍で，若年者の小脳，視床下部，視神経に好発する．境界明瞭な囊胞性の腫瘤を形成し，組織学的には充実性部分と微小囊胞性部分の二相性パターン（biphasic pattern）を示す．棍棒状ないしはソーセージ状の無構造物であるローゼンタール線維（Rosenthal fibers）がみられることもある．

Question 42

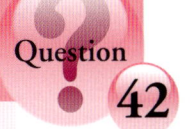

40歳代，女性
臨床情報：脳腫瘍
検体：腫瘍圧挫（Pap. 染色，上：弱拡大，下：強拡大）

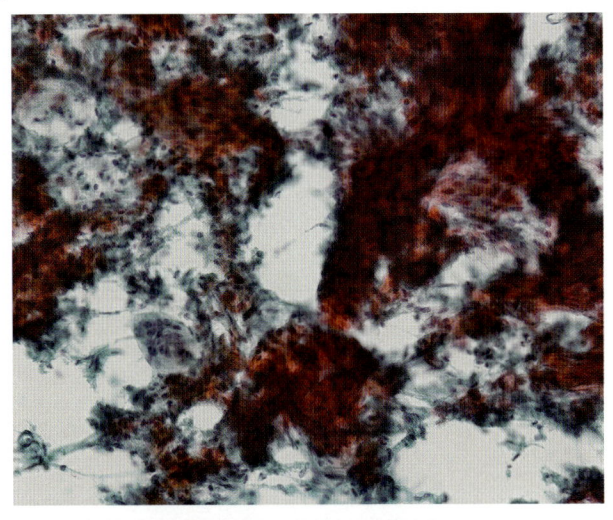

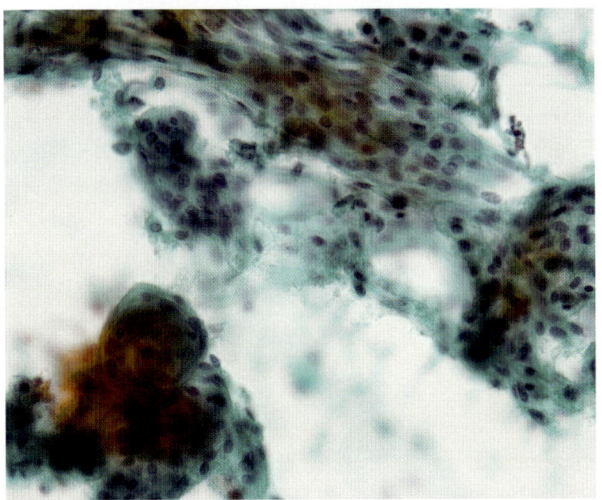

脳腫瘍 ★★☆

考えられる疾患は？

①神経鞘腫，②髄膜腫，③頭蓋咽頭腫，④ジャーミノーマ（胚腫），⑤膠芽腫

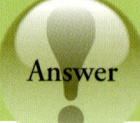

②髄膜腫

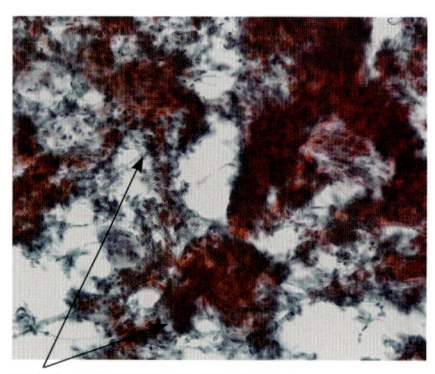

結合性を示す細胞集塊が認められる

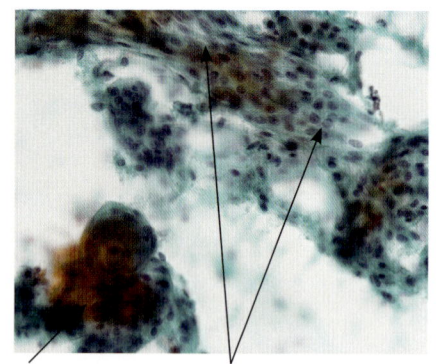

渦巻き状の構造がみられる

シート状の集塊がみられ，腫瘍細胞の核は類円形ないしは紡錘形である

解説

左図：結合性を示す細胞集塊が認められる．細胞量は密な部分とやや疎な部分がみられる．**右図**：腫瘍細胞はシート状の集塊をなし，核は類円形ないしは紡錘形である．核異型はみられない．左下に特徴的な渦巻き状の構造物がみられる．
①**神経鞘腫**では長紡錘形細胞が密に配列し，柵状配列を認めることもある．③**頭蓋咽頭腫**は成人にもみられるが，20歳以下の若年者に好発する．異型性のない扁平上皮細胞がみられ，コレステリン結晶を認める．④**ジャーミノーマ**は若年者の松果体やトルコ鞍部に好発する．明瞭な核小体を有する大型の上皮細胞様の腫瘍細胞がみられ，その間にリンパ球が散在し，いわゆる二相性のパターンを示す．⑤**膠芽腫**は中高年の大脳半球に好発する．腫瘍細胞は細胞質突起に富み，核には異型がみられ，壊死，核分裂像，微小血管増殖が認められる．

Key word

髄膜腫 (meningioma)
- 良性腫瘍で，中年女性に多い．傍矢状洞，穹隆部，鞍結節などに好発する．組織像は多彩で，渦巻き状構造，砂粒体，核内偽封入体などがみられる．

渦巻き状配列 (whorl formation)
- 髄膜腫に特徴的な所見で，類円形核を有する紡錘形細胞が渦巻き状ないし同心円状の配列を示す．

Question 43

20歳代，女性
臨床情報：頸部リンパ節腫脹
検体：リンパ節捺印（Pap.染色，上：弱拡大，下：強拡大）

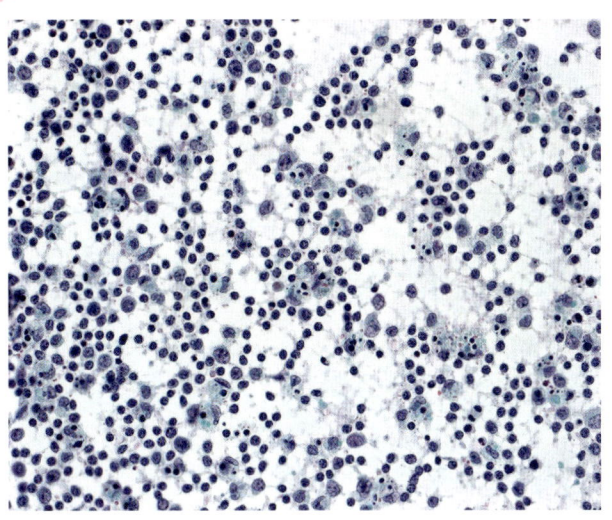

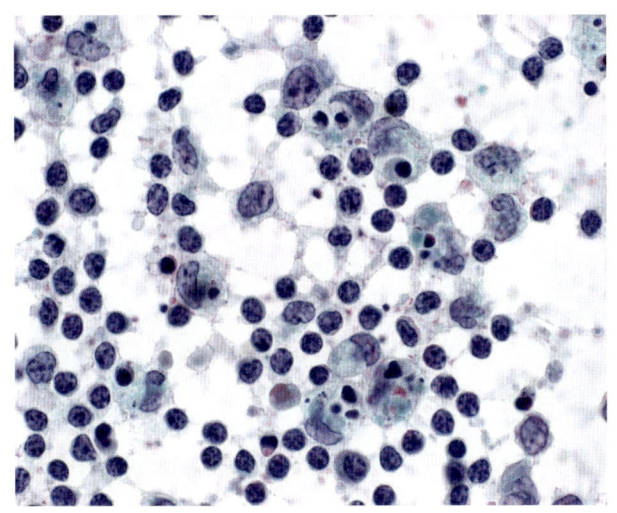

リンパ節 ★★☆

考えられる疾患は？

①亜急性壊死性リンパ節炎，②伝染性単核球症，③濾胞性リンパ腫，④バーキットリンパ腫，⑤腺癌

①亜急性壊死性リンパ節炎

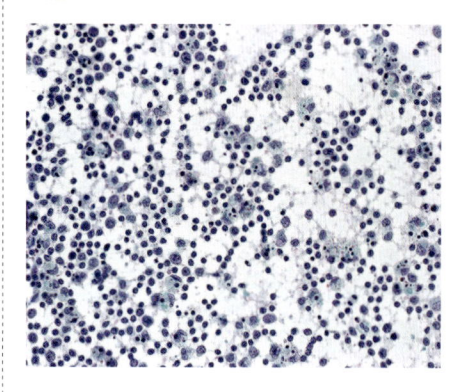

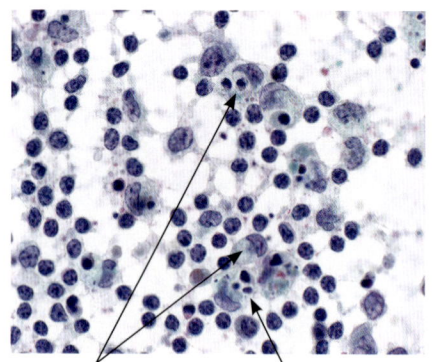

三日月状核の組織球
（crescent macrophage）

核片を貪食している

解説

左図：多数の小型リンパ球とともに，やや大型のリンパ球や組織球が出現している．右図：大小のリンパ球に核形不整はみられず，豊富な細胞質内に核片を貪食し，三日月状の核をもつ crescent macrophage が認められる．特徴的な核片の存在と年齢・部位から亜急性壊死性リンパ節炎が最も考えられる．
②**伝染性単核球症**も若年者に多いが，ホジキン細胞様の大型異型細胞や，非ホジキンリンパ腫を思わせるようなやや大型の異型リンパ球がみられる．③**濾胞性リンパ腫**では，中型から大型の異型リンパ球が混在することが多いが，通常の胚中心を欠くので，核片を貪食する組織球は認められない．④バーキットリンパ腫でも核片を貪食する組織球が認められるが，それ以外は中型からやや大型の異型細胞集団である．⑤**腺癌**では，核小体の腫大や偏在核を示す細胞が結合性を示す．

Key word

亜急性壊死性リンパ節炎（subacute necrotizing lymphadenitis）
- 10〜30歳代の女性に多く，頸部から腋窩のリンパ節が腫脹し，発熱・圧痛を伴う．組織球性壊死性リンパ節炎（菊池病）ともいう．
- 壊死物質を背景に，小型成熟リンパ球と免疫芽球様の大型リンパ球が出現．
- 診断のカギは，nuclear debris とよばれる核片を貪食する組織球（核はしばしば三日月状）の出現と，好中球浸潤の欠如である．

Question 44

30歳代，女性
臨床情報：腋窩リンパ節腫脹
検体：リンパ節捺印（Pap. 染色，上：弱拡大，下：強拡大）

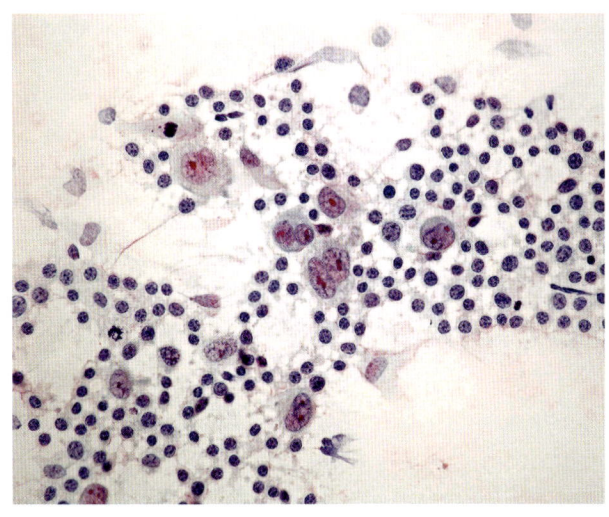

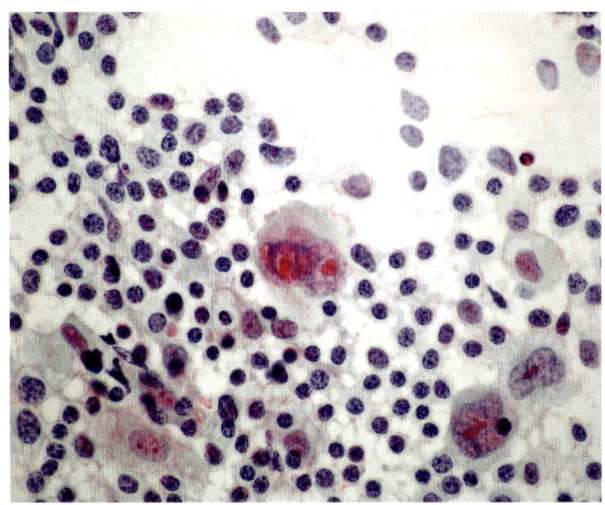

リンパ節 ★☆☆

考えられる疾患は？

①サルコイドーシス，②結核，③ホジキンリンパ腫，
④成人T細胞白血病，⑤悪性黒色腫

③ホジキンリンパ腫

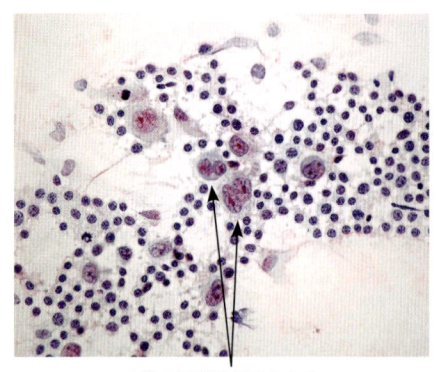

2核の巨細胞がみられる

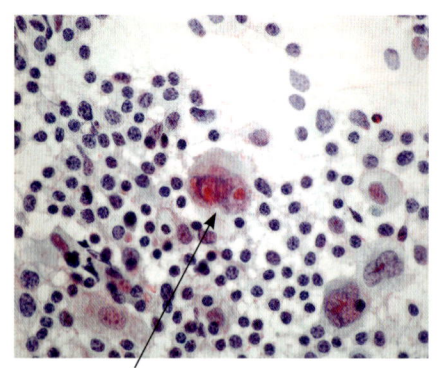

周囲にhaloを伴う大型の核小体がみられる

解説

左図：異型の乏しい小型リンパ球を背景に，単核あるいは2核の巨細胞が出現している．巨細胞には好酸性の核小体がみられる．右図：2核の巨細胞が認められ，核のクロマチンは粗網状，核小体は大型で周囲にhaloを伴っている．異型の乏しい細胞を背景に単核や多核の巨細胞が認められることから，③**ホジキンリンパ腫**とわかる．

①**サルコイドーシス**では，類上皮細胞の集簇からなる肉芽腫やラングハンス型多核巨細胞が認められる．②**結核**では肉芽腫に加えて，背景に壊死がみられる．④**成人T細胞白血病**（リンパ腫型）でも，ホジキン細胞様の巨細胞が出現することがあるが，巨細胞以外のリンパ球も高度異型を呈する点でホジキンリンパ腫と異なる．⑤**悪性黒色腫**もしばしば核小体が腫大するが，メラニン顆粒で鑑別できる．

Key word

ホジキンリンパ腫（Hodgkin lymphoma）
- 異型の乏しい非腫瘍性細胞を背景に，腫大した好酸性核小体をもつ単核（ホジキン細胞）あるいは多核（Reed-Sternberg細胞）の巨細胞が出現する．
- 背景の非腫瘍性細胞は，小型リンパ球や形質細胞，好酸球などからなるが，その構成は症例によって様々である．
- 非ホジキンリンパ腫とは異なり，リンパ節外に発生することは比較的まれ．

Question 45

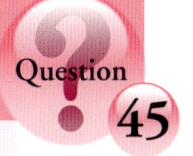

40歳代，男性
臨床情報：大腿部皮下腫瘍
検体：腫瘍穿刺吸引(Pap. 染色，上：弱拡大，下：強拡大)

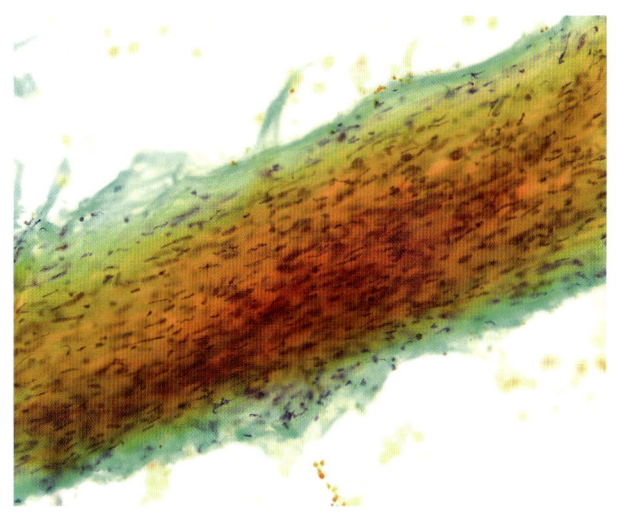

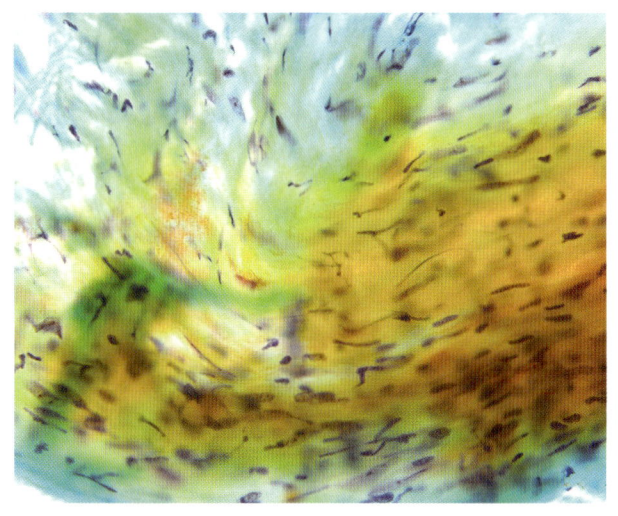

骨軟部 ★☆☆

考えられる疾患は？

①神経鞘腫，②孤立性線維性腫瘍，③脂肪腫，④結節性筋膜炎，⑤線維肉腫

①神経鞘腫

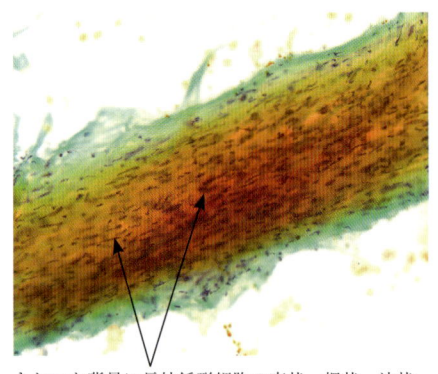

きれいな背景に長紡錘形細胞の束状，柵状，波状の配列をみる．比較的細胞に富む

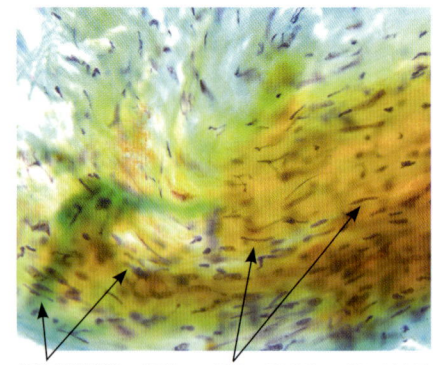

長紡錘形細胞の柵状配列を示す

細胞は異型性に乏しく境界不明瞭な細胞質を有する

解説

左図：背景はきれいで長紡錘形細胞の束状，波状の配列をみる．比較的細胞に富む．**右図**：長紡錘形の核と境界不明瞭な細胞質を有する細胞が柵状の配列（palisading）を示す．核小体は目立たず，異型性や核分裂像はみられない．間質はライトグリーン弱好性である．本例は①**神経鞘腫**（Antoni A 型）である．②**孤立性線維性腫瘍**では束状，錯走状配列がみられ，dense な間質成分がみられる．神経鞘腫に特徴的な柵状配列はみられない．③**脂肪腫**では偏在性の小型長紡錘形の核，空胞状の胞体を有する脂肪細胞が多数みられる．④**結節性筋膜炎**では紡錘形ないし類円形の核を有する細胞が重積性を示す．多核巨細胞の混在がしばしばあり，間質は myxoid でリンパ球が混在する．⑤**線維肉腫**では N/C 比が高く大型の核小体を有する異型細胞が多数束状に出現する．

Key word

富細胞性神経鞘腫（cellular schwannoma）
- 骨盤腔，後縦隔などの深部に好発し，細胞に富む神経鞘腫である．全体が Antoni A 型の像よりなり，Antoni B 型の像など二次的変化が少なく悪性と誤られやすい．線維肉腫，悪性末梢性神経鞘腫瘍，平滑筋肉腫との鑑別が必要である．細胞学的には紡錘形細胞の束状，錯走状の増殖像で，細胞密度は高いが細胞異型を欠く．S-100 蛋白染色ではびまん性に強陽性を示す．

Question 46

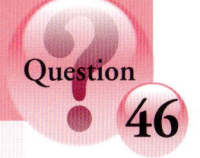

30歳代，男性
臨床情報：大腿骨遠位骨端部腫瘍
検体：腫瘍捺印（Pap.染色，上：弱拡大，下：強拡大）

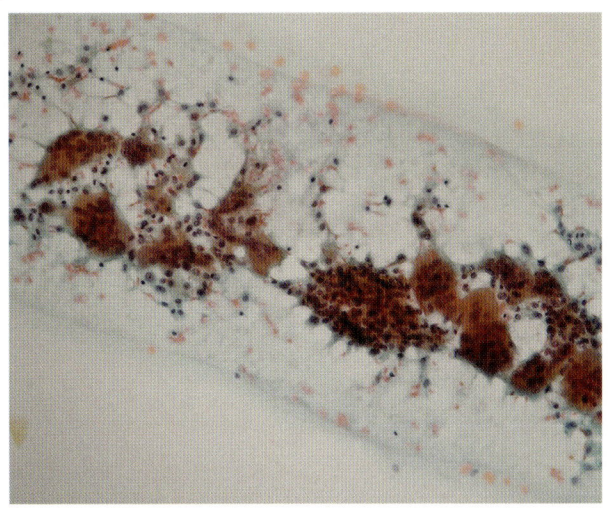

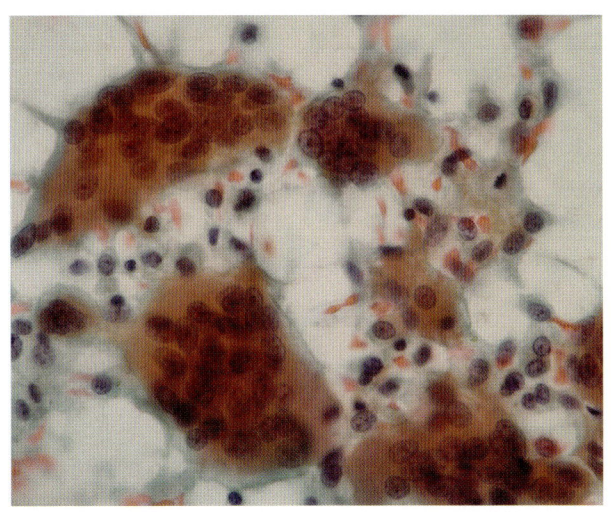

骨軟部 ★☆☆

考えられる疾患は？

①骨巨細胞腫，②軟骨芽細胞腫，③骨肉腫，④軟骨肉腫，⑤転移性腺癌

①骨巨細胞腫

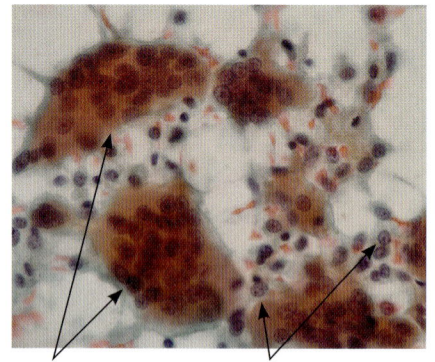

多核巨細胞が多数　類円形細胞が散在する　多数の破骨細胞様多核　異型のない類円形細胞
みられる　　　　　　　　　　　　　　　巨細胞がみられる　　（間質細胞）

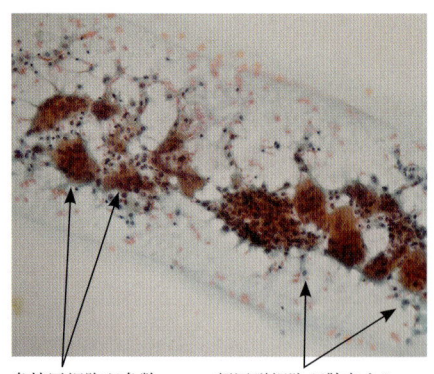

解説

左図：多数の小型円形核を有する破骨巨細胞様多核細胞と孤立散在性の類円形細胞がみられる．背景は出血性である．骨，類骨，軟骨などの基質はみられない．
右図：孤立散在性の細胞は類円型の核，小型の核小体，中等量の細胞質を有し，異型は乏しい．以上より，①**骨巨細胞腫**と考えられる．
②**軟骨芽細胞腫**ではしばしば破骨巨細胞様の多核細胞がみられるが，核溝を示す円形核，中等量の細胞質を有する軟骨芽細胞が特徴的である．S-100蛋白が陽性である．③**骨肉腫**では異型細胞の出現と腫瘍性類骨，骨の形成をみる．④**軟骨肉腫**では異型核，多核の軟骨性細胞，軟骨基質をみる．⑤**転移性腺癌**では重積性，管状の細胞集塊，偏在性の異型核が観察される．

Key word

"悪性" 骨巨細胞腫（malignant giant cell tumor of bone）
- 典型的な骨巨細胞腫があり，一部に悪性腫瘍（骨肉腫や悪性線維性組織球腫，線維肉腫など）を合併する症例や，巨細胞腫が先行し経過中に同一部位に悪性腫瘍が発生したものをいう．
- 通常の巨細胞腫が，時に肺転移を示す．この場合には悪性骨巨細胞腫ではなく転移性骨巨細胞腫とよぶ．

Question 47

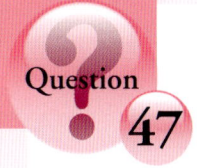

70歳代，男性
臨床情報：下腿部皮下腫瘍
検体：切除材料の捺印（Pap.染色，上：弱拡大，下：強拡大）

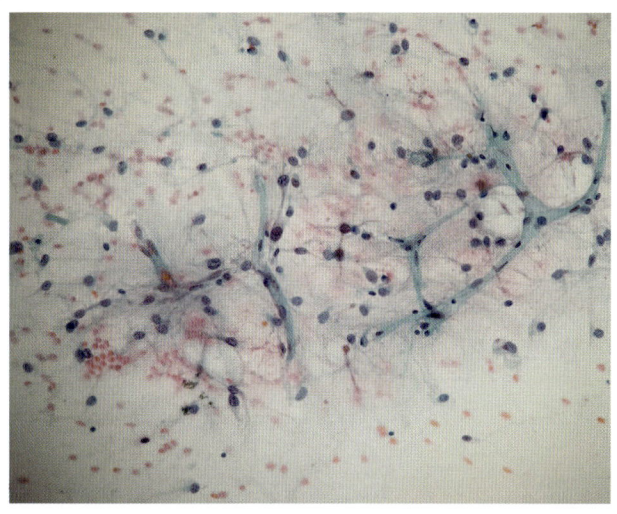

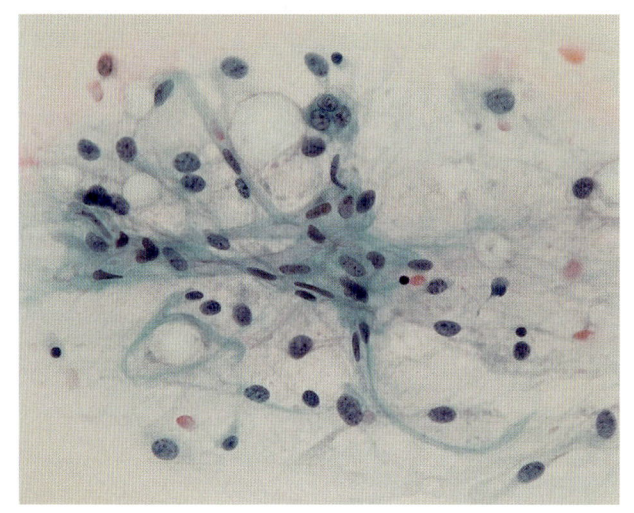

骨軟部 ★★☆

考えられる疾患は？

①脂肪腫，②紡錘形細胞性（多形性）脂肪腫，③脱分化型脂肪肉腫，
④多形型脂肪肉腫，⑤粘液型脂肪肉腫

⑤粘液型脂肪肉腫

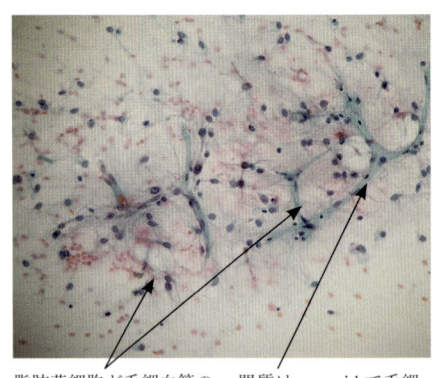

脂肪芽細胞が毛細血管の近傍にみられる　　間質は myxoid で毛細血管が豊富である　　脂肪芽細胞がみられる　　核の大小不同を示す類円形細胞

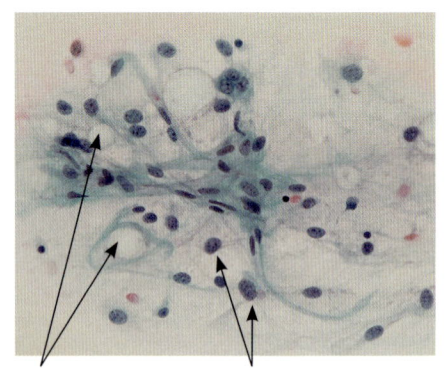

解説

左図：孤立散在性の N/C 比の高い類円形細胞，大小の空胞を有する細胞，豊富な樹枝状の毛細血管と myxoid な間質がみられる．**右図**：類円型細胞は核の大小を示し，小型の核小体，境界不明な細胞質を有する．毛細血管の近傍の空胞を有する細胞の核は偏在し類円形で，脂肪芽細胞と考えられる．長紡錘形の核を有する血管内皮細胞もみられる．全体像は⑤**粘液型脂肪肉腫**である．
①**脂肪腫**では偏在性，異型のない紡錘形の核，豊かな細胞質を有する細胞よりなる．②**紡錘形細胞性(多形性)脂肪腫**は，通常の脂肪腫の細胞と異型がなく細胞質の乏しい紡錘形細胞，星芒状細胞がみられる．多形性脂肪腫では花冠状の核の配列を示す floret 細胞がみられる．③**脱分化型脂肪肉腫**では多形肉腫や線維肉腫様の像と分化型の脂肪肉腫の像をみる．④**多形型脂肪肉腫**では悪性線維性組織球腫様の像で，一部に脂肪芽細胞を認める．

Key word

粘液／円形細胞型脂肪肉腫(myxoid/round cell liposarcoma)
- 脂肪肉腫の約半数を占め，大腿に多い．特徴的な染色体相互転座 t(12;16)(q13;p11)を示すことが多く，*FUS-CHOP* ないし *EWS-CHOP* 融合遺伝子を認める．ほぼ均一な類円形の核を有する細胞が多数混在する粘液／円形細胞型脂肪肉腫の症例は，純粋な粘液型脂肪肉腫より予後が不良である．

Question 48

20 歳代，男性
臨床情報：上腕筋層内腫瘍
検体：腫瘍捺印（Pap. 染色，上：弱拡大，下：強拡大）

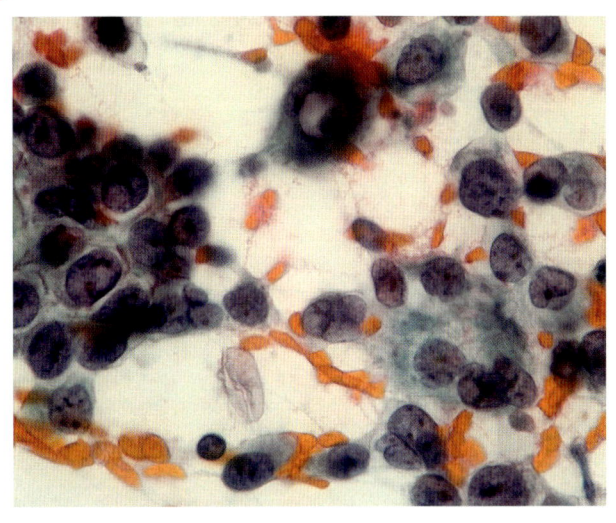

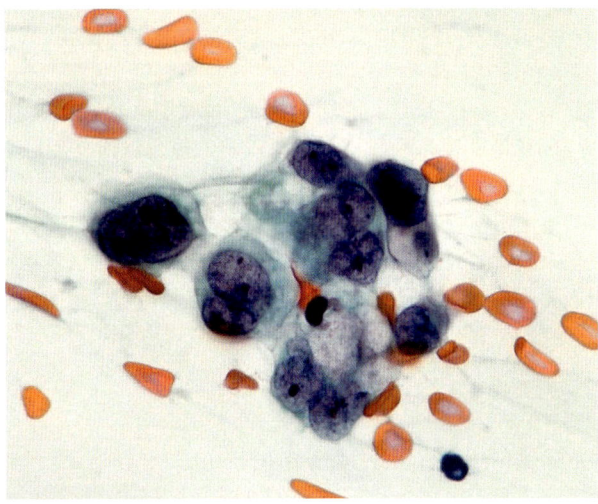

骨軟部 ★★☆

考えられる疾患は？

①胞巣型横紋筋肉腫，② Ewing 肉腫 /PNET，③悪性黒色腫，④平滑筋肉腫，⑤胞巣状軟部肉腫

Answer

①胞巣型横紋筋肉腫

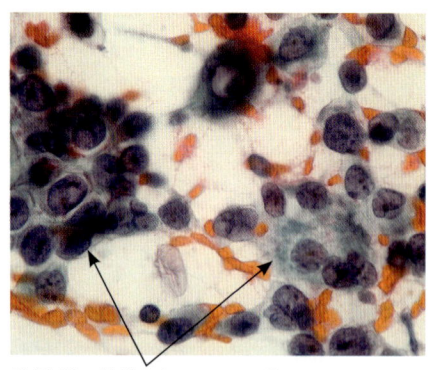

異型細胞の胞巣状ないしシート状の増殖がみられる

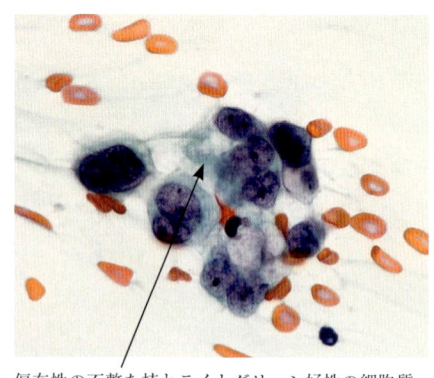

偏在性の不整な核とライトグリーン好性の細胞質を有する横紋筋芽細胞がみられる

解説

左図：類円形，不整形の核，ライトグリーン好性の細胞質を有する細胞がシート状，胞巣状ないし弱い結合性の配列を示す．細胞は中等ないし大型で多核細胞が多い．右図：核は偏在性でクロマチンに富み，核縁は不整で，大型の核小体を有する（横紋筋芽細胞：rhabdomyoblast）．以上より，①**胞巣型横紋筋肉腫**と考えられる．② **Ewing 肉腫/PNET** では比較的均一な類円形の核，繊細な突起を有する細胞が主体でしばしばロゼット様の配列をみる．③**悪性黒色腫**では大型の核小体を有する大型類円形核と細胞質内のメラニン色素が診断の決め手となる．④**平滑筋肉腫**では異型細胞の束状配列がみられ，核は紡錘形でその先端は葉巻状である．⑤**胞巣状軟部肉腫**では，腫瘍細胞はほぼ均一で類円形の核，比較的豊かなライトグリーン好性の細胞質を有し，シート状の集塊としてみられる．

Key word

胞巣型横紋筋肉腫（alveolar rhabdomyosarcoma）
- 胎児型より発生年齢が高く，10〜25歳の四肢筋肉内に好発する．この型は悪性度がきわめて高く，肺やリンパ節など全身に転移しやすい．
- 多くの例で特徴的な染色体の相互転座 t(2;13)(q35;q14) ないし t(1;13)(p36;q14) がみられ，その結果，融合遺伝子 *PAX3-FKHR* ないし *PAX7-FKHR* が形成される．

Question 49

40歳代，男性
臨床情報：1年前から拡大してきた左肘窩の結節
検体：腫瘤捺印（Pap. 染色，上：弱拡大，下：強拡大）

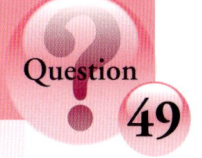

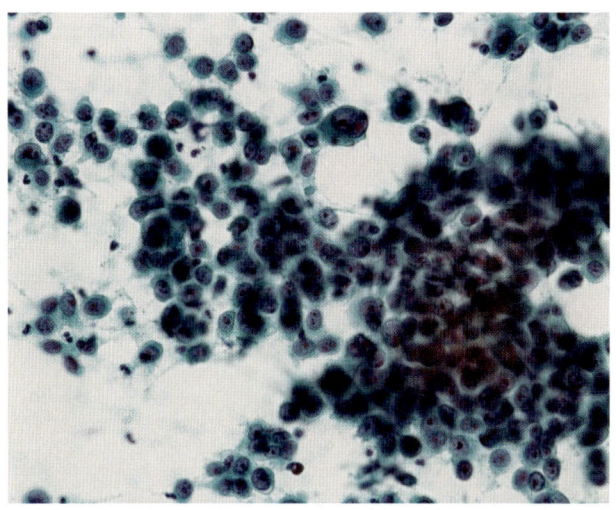

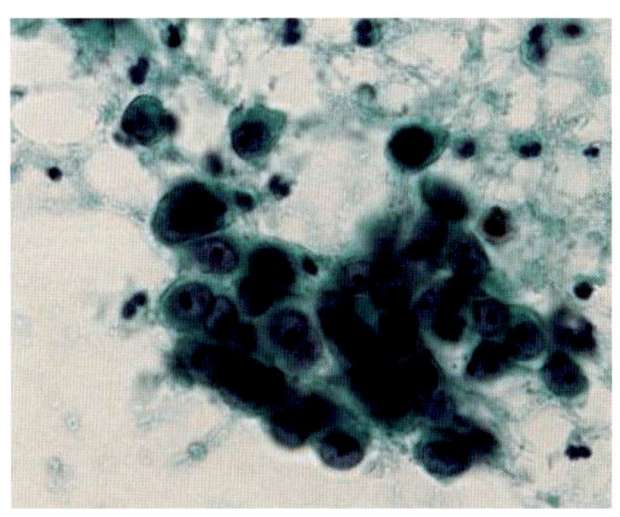

その他 ★★★

考えられる疾患は？

①転移性腺癌，②悪性黒色腫，③悪性リンパ腫，④横紋筋肉腫，
⑤未分化多形肉腫

②悪性黒色腫

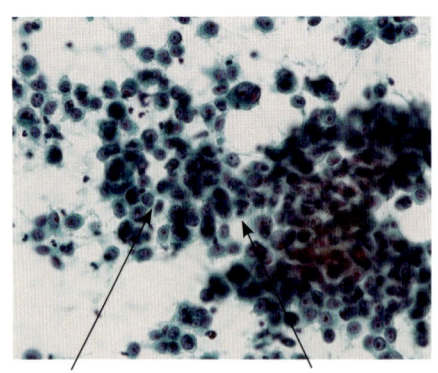

細胞の大小不同，クロマチン濃染性が目立つ　　結合性に乏しい異型細胞集塊　　偏在核，大型好酸性核小体を認める　　細胞質にメラニン顆粒様物質がみられる

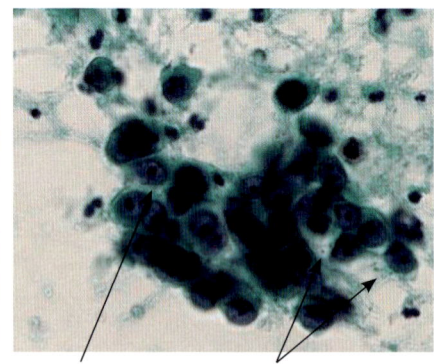

解説

左図：結合性に乏しい異型細胞が集塊もしくは孤立散在性に認められる．弱拡大でも細胞の大小不同やクロマチン増量が目立つ．右図：大型な好酸性核小体がみられ，核はおおむね偏在性で形質細胞様（plasmacytoid）である．細胞質内にはメラニン顆粒状の茶褐色の色素が認められることもある．
①**転移性腺癌**では偏在核を有する異型細胞の集塊がみられる．③**悪性リンパ腫**，特に免疫芽球型びまん性大細胞型B細胞リンパ腫では，核小体が腫大した大型異型リンパ球が出現するが，核の大小不同は目立たない．④**横紋筋肉腫**では偏在核とやや広い細胞質（rhabdoid cell）が出現するが，核小体がここまで目立たない．⑤**未分化多形肉腫**では多形性が強く，紡錘形細胞が混在する．

Key word

悪性黒色腫（malignant melanoma）
- "Great mimicker"の異名をとる腫瘍で，上皮様，紡錘形，多稜形細胞が種々の割合で認められる．メラニン顆粒が必ずしも出現するわけではないが，出現している場合には診断に有用な所見となる．
- 発生部位によっては鑑別診断にパジェット（Paget）病があがるが，細胞質にメラニン顆粒を有することがある．

Question 50

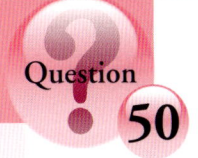

50歳代，女性
臨床情報：胃体中部後壁の粘膜下腫瘤（2 cm 大）
検体：EUS-FNA 材料（Pap. 染色，上：弱拡大，下：強拡大）

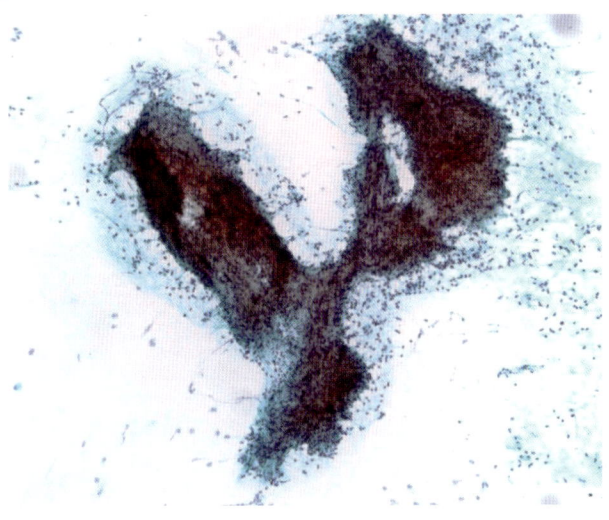

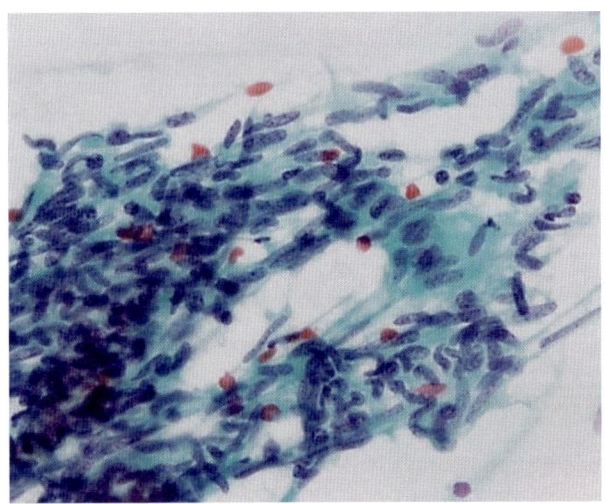

その他 ★☆☆

考えられる疾患は？

①平滑筋腫，②神経鞘腫，③線維腫症，
④ gastrointestinal stromal tumor (GIST)，⑤平滑筋肉腫

Answer

④ gastrointestinal stromal tumor（GIST）

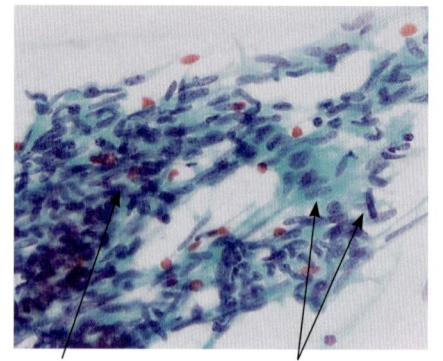

紡錘形細胞の集塊　　全体的に細胞密度が高い　　一定の配列パターンを取らない　　紡錘形細胞は先端が平滑

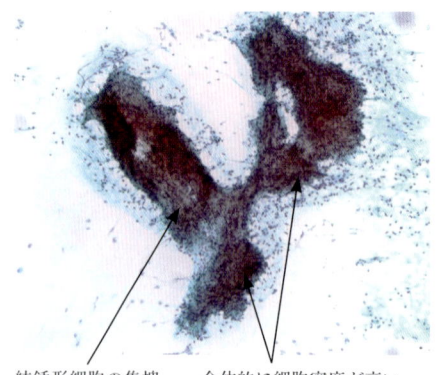

解説

左図：少量の炎症細胞浸潤がみられるが，背景はきれいで，紡錘形細胞が大小の集塊や散在性に認められる．細胞密度は高い．右図：紡錘形細胞は先端が平滑（鈍）で，核の配列に一定のパターンを取らない．
①**平滑筋腫**では集塊が厚く，細胞密度が低い．紡錘形細胞は比較的細く，先端はやや丸い．②**神経鞘腫**では柵状配列が認められ，先細りする紡錘形細胞が大小不同を伴って出現する．細胞密度には疎密が認められる．③**線維腫症**では細長い紡錘形細胞が線維性組織を伴い増殖し，EUS-FNA では十分な量が採取されないことが多い．⑤**平滑筋肉腫**では細胞密度は高めで葉巻状の紡錘形細胞からなり，核の濃染や大小不同が目立ち，核分裂像が散見される．

Key word

gastrointestinal stromal tumor（GIST）
- 細胞診では，"spindle cell neoplasm" と診断し，鑑別診断を記載する．
- 細胞形態から GIST の可能性が示唆される場合には付記してもよいが，EUS-FNA 材料で，ホルマリン固定標本（白色検体・赤色検体をそのままホルマリン固定したもの）を作製し，免疫染色で確認する〔KIT，CD34（KIT 陰性の場合 DOG1 も）と，α-SMA，desmin，S-100 蛋白〕．

読む・解く・学ぶ 細胞診 Quiz 50 ベーシック篇 索引

数字索引

2 核 ……………………………… 4, 74, 100

欧文索引

A B

acute lymphoblastic leukemia ……… 84
adenocarcinoma ……………………… 78
adenoid cystic carcinoma ……………… 66
adult T-cell leukemia ………………… 82
ALL ……………………………………… 84
alveolar rhabdomyosarcoma ………… 108
Antoni A 型 …………………………… 102
apocrine metaplasia …………………… 34
asbest body …………………………… 42
aspergillosis …………………………… 46
asthma ………………………………… 44
BK ウイルス …………………………… 68
bronchioloalveolar carcinoma ………… 50

C

C 細胞 …………………………………… 62
carcinoid ……………………………… 54
carcinoma
　, – in situ ……………………………… 5
　, – with mucinous features ………… 40
cell cohesion …………………………… 80
cellular schwannoma ………………… 102
cervical intraepithelial neoplasia ……… 4
cervical intraepithelial neoplasm, high grade ………………………………… 22
Charcot-Leyden crystals ……………… 44
CIN ………………………………… 4, 22
CIS ……………………………………… 5
c-kit …………………………………… 30
columnar epithelial cells ……………… 6
Creola bodies ………………………… 44
crescent macrophage ………………… 98
cribriform structure …………………… 66
Curschmann's spirals ………………… 44

D E

D2-40 ………………………………… 30
decoy cell ……………………………… 68
dysgerminoma ………………………… 30
dysplasia
　, mild – ……………………………… 3
　, moderate – ………………………… 3
　, severe – …………………………… 4
EUS-FNA …………………………… 112

F G

ferruginous body ……………………… 42
fibroadenoma ………………………… 32
follicular lesion ………………………… 58
follicular neoplasm …………………… 58
gastrointestinal stromal tumor(GIST)
　………………………………………… 112
glassy cell carcinoma ………………… 14

great mimicker ……………………… 110

H I K L

halo ……………………………… 16, 18, 100
Hashimoto disease/thyroiditis ……… 56
hematoxylin-eosin 染色 ………………… 3
Hodgkin lymphoma ………………… 100
honeycomb appearance ………………… 6
HSIL ………………………………… 3, 20
human papillomavirus (HPV) … 3, 22, 26
intermediate cell ……………………… 2
koilocytosis ……………………… 18, 22
LSIL …………………………………… 3, 18

M

malignant giant cell tumor of bone … 104
malignant lymphoma ………………… 80
malignant melanoma ………………… 110
malignant mesothelioma ……………… 76
medullary thyroid carcinoma ………… 62
MEN …………………………………… 62
meningioma …………………………… 96
metachromasia ………………………… 64
microinvasive carcinoma ……………… 5
microvilli ……………………………… 76
mixed connective tissue and epithelial
　　tumors ……………………………… 32
mucinous background ………………… 40
mucinous carcinoma ………………… 40
mucus ………………………………… 78
multiple endocrine neoplasia ………… 62
myoepithelial cell …………………… 64
myxoid cell liposarcoma …………… 106

N

N/C 比 ……………………… 22, 28, 48, 68, 80
necrosis ……………………………… 24

nuclear clearing ………………………… 5
nuclear debris ………………………… 98

P

Paget 病 ……………………………… 110
pair cell ……………………………… 70
palisading …………………………… 102
pancreatic cancer ……………………… 92
Pap smear ……………………………… 2
Pap test ……………………………… 2
papilla ………………………………… 9
papillary thyroid carcinoma ………… 60
papillotubular carcinoma …………… 36
parabasal cell ………………………… 2
PAS 染色 …………………………… 46, 78
perinuclear halo ……………………… 4
pilocytic astrocytoma ………………… 94
PLAP …………………………………… 30
plasmacytoid ………………………… 110

R

reactive mesothelial cell ……………… 74
Reed-Sternberg 細胞 ………………… 100
Rosenthal fibers ……………………… 94
round cell liposarcoma ……………… 106

S

salt and pepper chromatin …………… 62
schwannoma ………………………… 102
scirrhous carcinoma ………………… 38
SIL ……………………………………… 3
small cell carcinoma ………………… 52
so-called koilocytotic atypia ………… 4
spindle cell neoplasm ……………… 112
squamous cell ………………………… 2
squamous cell carcinoma ……… 5, 24, 48
，small cell variant of − …………… 48

squamous intraepithelial lesion ………… 3	異形成 ……………………………………… 3
，high-grade − ……………………… 3	，軽度− …………………………… 3, 18
，low-grade − ……………………… 3	，高度− …………………………… 4, 20
subacute necrotizing lymphadenitis 98	，中等度− ………………………………… 3
superficial cell ………………………………… 2	異常陰影
	，肺尖部の− ……………………………… 49
T	，肺野の− ………………………………… 41
The Bethesda System……………………… 3	異染性 ………………………………64, 66
tissue repair cell…………………………… 14	印環状 ……………………………………… 78
two cell pattern …………………………… 30	
	う
U V W	ウイルス感染 ……………………………… 68
urothelial carcinoma，high grade − 70	渦巻き状配列 ……………………………… 96
urothelial cells …………………………… 10	
vaginal trichomoniasis ………………… 16	**え**
whorl formation …………………………… 96	腋窩リンパ節腫脹 ………………………… 99
window formation ………………………… 74	壊死物質 …………………………………… 24
	炎症細胞 ………………………………14, 16
和文索引	炎症性背景 ……………… 22, 28, 86, 88, 90
	円柱上皮細胞 …………………………… 6, 44
あ	，刷子縁− ………………………………… 6
亜急性壊死性リンパ節炎 ………………… 98	，線毛− …………………………………… 6
悪性黒色腫………………………………… 110	，非分泌型− ……………………………… 6
悪性中皮腫………………………………… 76	，分泌型− ………………………………… 6
悪性リンパ腫 ……………………………… 80	
アスベスト小体 …………………………… 42	**お**
アスペルギルス症 ………………………… 46	黄疸………………………………………… 89
アポクリン化生 …………………………… 34	横紋筋芽細胞 …………………………… 108
アポクリン嚢胞 …………………………… 34	横紋筋肉腫 ……………………………… 108
アミロイド………………………………… 62	大型細胞 …………………………………… 24
アルシアンブルー染色 …………………… 78	オレンジＧ好性 …………………………… 5
アンブレラ細胞 …………………………… 10	
	か
い	核…………………………………………… 2
鋳型核 ……………………………………… 36	核縁不整 …………………………………… 4
鋳型状配列 ………………………………… 52	角化物 ……………………………………… 24
異型細胞 ……………… 5, 20, 26, 68, 88	核溝 ………………………………………… 60

索引

核周囲明庭……………………… 4, 18
核腫大………………………… 36, 44
核小体
　　… 6, 14, 48, 54, 72, 78, 80, 92
喀痰……………………………… 45, 51
核内細胞質封入体………………… 60
隔壁………………………………… 46
顎下腺腫瘍………………………… 65
花弁状………………………… 50, 82
カルチノイド……………………… 54
肝悪性腫瘍………………………… 88
肝細胞癌…………………………… 88
間質細胞…………………………… 9
肝腫瘤……………………………… 87
肝内胆管癌………………………… 88
肝嚢胞……………………………… 85
肝良性腫瘍………………………… 86

き

気管支上皮細胞…………………… 50
菊池病……………………………… 98
基底細胞…………………………… 2
ギムザ染色…………………… 12, 64
木目込み様配列…………………… 52
急性リンパ芽球性白血病………… 84
胸水…………………………… 73, 75
巨細胞…………………………… 100
菌糸………………………………… 46
筋上皮細胞…………………… 32, 64
銀染色……………………………… 46

く

くさび状細胞集塊………………… 38
グリコーゲン……………………… 30
クルシュマン螺旋体……………… 44
クローバー状の核………………… 82
グロコット染色…………………… 46

クロマチン
　　…… 2, 6, 18, 20, 24, 48, 50, 92
，ごま塩状－……………… 54, 62

け

形質細胞様……………………… 110
頸部リンパ節腫脹………………… 97
血管腫……………………………… 86
血管内皮細胞…………………… 106
結合織性および上皮性混合腫瘍… 32
結節（肘窩）…………………… 109
血尿…………………………… 69, 71

こ

コイロサイトーシス…………… 18, 22
膠芽腫……………………………… 84
硬癌………………………………… 38
好酸球……………………………… 44
好酸性顆粒………………………… 16
甲状腺悪性リンパ腫……………… 56
甲状腺機能低下…………………… 56
甲状腺腫瘍…………………… 57, 61
甲状腺髄様癌……………………… 62
甲状腺内多発腫瘍………………… 59
甲状腺乳頭癌……………………… 60
甲状腺のびまん性腫大…………… 55
骨巨細胞腫……………………… 104
コメド型乳管内癌………………… 36
孤立性肝嚢胞……………………… 86
コロイド…………………………… 58

さ

採取方法…………………………… 11
細胞結合性………………………… 80
細胞診……………………………… 2
杯細胞増生………………………… 44
柵状配列…………………… 9, 102

索引

左右対称性……………………………… 2
砂粒体……………………………… 60, 96

し

シート状配列……………………………… 7
耳下腺腫瘍……………………………… 63
子宮がん検診…………… 13, 15, 17, 19
子宮頸部……………………………… 2
　，－上皮内腫瘍…………………… 4
　，－腺癌…………………………… 26
子宮内膜腺癌…………………………… 28
自己免疫疾患…………………………… 56
脂肪芽細胞…………………………… 106
脂肪細胞……………………………… 38
脂肪肉腫…………………………… 106
ジャーミノーマ……………………… 30
シャルコー・ライデン結晶………… 44
シュウ酸結晶………………………… 46
重層扁平上皮………………………… 3
修復細胞…………………………… 11, 14
出血性背景…………………………… 36
腫瘍細胞……………………………… 80
小細胞癌……………………………… 52
小脳腫瘍……………………………… 93
上皮内癌…………………………… 5, 22
小葉癌………………………………… 38
上腕筋層内腫瘍…………………… 107
腎移植………………………………… 68
神経鞘腫…………………………… 102
神経内分泌腫瘍……………………… 54
浸潤…………………………………… 72
浸潤癌………………………………… 48
浸潤性乳管癌………………………… 36
新鮮細胞……………………………… 12
深層細胞……………………………… 10

す

膵液…………………………………… 91
髄液…………………………………… 84
膵癌…………………………………… 92
膵頭部腫瘍…………………………… 91
髄膜腫………………………………… 96
髄様癌………………………………… 62
頭痛……………………………… 81, 83
すりガラス細胞癌…………………… 14
すりガラス状………………………… 68

せ

成熟リンパ球………………………… 30
成人T細胞白血病…………………… 82
石綿…………………………………… 42
石灰化………………………………… 59
セミノーマ…………………………… 30
線維腺腫……………………………… 32
腺癌………… 26, 28, 50, 78, 84, 92
腺管状構造…………………………… 8
穿刺吸引細胞診…………………… 9, 11
腺上皮細胞…………………………… 9
全身性強皮症………………………… 45
喘息…………………………………… 43
線毛……………………………… 6, 44
腺様嚢胞癌…………………………… 66
前立腺癌……………………………… 72

そ

双極裸核細胞………………………… 32
窓形成…………………………… 74, 76
組織球…………………………… 34, 98
組織球性壊死性リンパ節炎………… 98

た

大腿骨遠位骨端部腫瘍…………… 103

大腸癌……………………………… 72
胎盤性アルカリフォスファターゼ…… 30
唾液腺……………………………… 64
多核巨細胞………………… 60, 104
多核細胞…………………………… 76
多形腺腫…………………………… 64
多発性内分泌腫瘍症……………… 62
胆管細胞癌………………………… 88
胆汁………………………………… 89
胆汁細胞診………………………… 90

ち つ て と

腟トリコモナス症………………… 16
中層細胞………………………… 2, 10
中皮細胞…………………………… 74
対細胞……………………………… 70
ディスジャーミノーマ…………… 30
デコイ細胞………………………… 68
転移………………………………… 84
転移性肝癌………………………… 88
転移性骨巨細胞腫………………… 104
塗抹細胞像………………………… 8
トリコモナス……………………… 16
貪食………………………………… 98

に

二相性…………………………… 32, 94
乳管上皮細胞……………………… 32
乳管内癌…………………………… 36
乳腺腫瘍………… 31, 33, 35, 37, 39
乳腺症……………………………… 34
乳頭癌……………………………… 60
乳頭状構造………………………… 9
乳頭状腺癌………………………… 9
乳頭腺管癌………………………… 36
ニューモシスチス肺炎…………… 45
尿路上皮癌………………………… 70

尿路上皮細胞……………………… 10

ね の

粘液…………………………… 78, 84
粘液癌……………………………… 40
粘液球……………………………… 66
粘液性背景………………………… 40
粘膜下腫瘤……………………… 111
脳腫瘍……………………………… 95
膿性帯下…………………………… 25
脳脊髄液……………………… 81, 83
囊胞………………………………… 34

は

胚細胞性腫瘍……………………… 30
肺腫瘍……………………………… 54
肺腫瘤………………………… 47, 53
肺転移……………………………… 104
肺胞上皮癌………………………… 50
肺門部腫瘤………………………… 51
剝離細胞…………………………… 11
剝離細胞診……………………… 2, 11
破骨細胞………………………… 104
橋本病……………………………… 56
白血病………………………… 82, 84
発熱………………………………… 67
パパニコロウ染色……………… 2, 12
パパニコロウ分類………………… 2
反応性中皮細胞…………………… 74

ひ

ヒアルロン酸……………………… 76
被蓋細胞…………………………… 10
皮下腫瘤
　，下腿部の－………………… 105
　，大腿部の－………………… 101
微絨毛様構造……………………… 76

索 引

微小浸潤癌……………………………… 5
ヒトパピローマウイルス………… 3, 18
表層細胞………………………………… 2
ビリルビン……………………………… 88

ふ

腹水……………………………… 77, 79
富細胞性神経鞘腫…………………… 102
不正出血…………………… 21, 23, 27
篩状構造…………………………… 9, 66
分化型腺癌…………………………… 90
分生子………………………………… 46
分葉…………………………………… 82

へ

ベセスダシステム……………………… 3
ベルリンブルー染色………………… 42
変性細胞……………………………… 10
扁平上皮癌………………… 5, 24, 48
　，小細胞型－……………………… 48
扁平上皮細胞…… 2, 18, 20, 22, 26
扁平上皮内病変………………………… 5

ほ

傍基底細胞……………………… 2, 20
紡錘形細胞………………… 96, 112
紡錘形腫瘍細胞……………………… 24
蜂巣状の構造………………………… 6
泡沫状の細胞質……………………… 78
傍濾胞細胞…………………………… 62
ホジキン細胞……………………… 100
ホジキンリンパ腫………………… 100
ほつれ………………………………… 28

ポリオーマウイルス感染…………… 68

まみむめも

慢性咳嗽……………………………… 43
三日月状の核………………… 16, 98
未分化胚細胞腫……………………… 30
虫食い像……………………………… 16
メイ・ギムザ染色…………………… 12
メラニン…………………………… 110
面皰型乳管内癌……………………… 36
毛細血管……………………………… 94
毛様細胞性星細胞腫………………… 94

やゆ

八ツ頭状……………………………… 90
融合遺伝子……………… 106, 108

らりるれろ

ライトグリーン好性…………………… 6
裸核細胞…………………… 22, 32
卵巣腫瘍……………………………… 29
良性異型細胞………………………… 10
良性肝細胞…………………………… 86
リンパ球……………………………… 56
類内膜腺癌…………………………… 28
レース状の細胞質…………………… 54
ローゼンタール線維………………… 94
ロービーコロイド…………………… 60
ロゼット様配列……………………… 54
濾胞型乳頭癌………………………… 60
濾胞性腫瘍…………………………… 58
濾胞性病変…………………………… 58

・**JCOPY** 〈出版者著作権管理機構 委託出版物〉
本書の無断複写は著作権法上での例外を除き禁じられています．複写される場合は，そのつど事前に，出版者著作権管理機構（電話 03-5244-5088，FAX03-5244-5089，e-mail：info@jcopy.or.jp）の許諾を得てください．

・本書を無断で複製（複写・スキャン・デジタルデータ化を含みます）する行為は，著作権法上での限られた例外（「私的使用のための複製」など）を除き禁じられています．大学・病院・企業などにおいて内部的に業務上使用する目的で上記行為を行うことも，私的使用には該当せず違法です．また，私的使用のためであっても，代行業者等の第三者に依頼して上記行為を行うことは違法です．

読む・解く・学ぶ
細胞診 Quiz 50　ベーシック篇　　　　　　ISBN978-4-7878-2091-4

2014 年 4 月 25 日　初版第 1 刷発行
2024 年 6 月 13 日　初版第 2 刷発行

編　　集	清水道生
発 行 者	藤実彰一
発 行 所	株式会社　診断と治療社

〒 100-0014　東京都千代田区永田町 2-14-2　山王グランドビル 4 階
TEL：03-3580-2750（編集）　03-3580-2770（営業）
FAX：03-3580-2776
E-mail：hen@shindan.co.jp（編集）
　　　　eigyobu@shindan.co.jp（営業）
URL：https://www.shindan.co.jp/

表紙デザイン	株式会社　ジェイアイ
印刷・製本	株式会社　加藤文明社

©Michio SHIMIZU, 2014. Printed in Japan.　　　　　　　　　　　　　［検印省略］
乱丁・落丁の場合はお取り替えいたします．